Die Entwicklung

der

organisirten Krankheitsgifte.

Nebst einem offenen Briefe

an

Herrn Professor Klebs in Prag.

Von

Dr. A. Wernich
in Berlin.

Berlin.
Druck und Verlag von G. Reimer.
1880.

Vorwort.

Vor etwa zwei Jahren machte Dr. Hans Buchner in München den Versuch, die „Naegeli'sche Theorie der Infectionskrankheiten in ihren Beziehungen zur medicinischen Erfahrung" darzustellen. Dieses dankenswerthe Bestreben, auf welches wir mehrfach zurückzukommen haben werden, erfuhr durch eine Kritik im Archiv für experimentelle Pathologie (IX, 131 und 457) eine herbe Abweisung: „Wie kann man überhaupt von einer Naegeli'schen Theorie der Infectionskrankheiten sprechen, wo uns Naegeli ganz im Unklaren lässt, was wir denn eigentlich unter einer Infectionskrankheit verstehen, welche Krankheiten wir hierzu rechnen sollen." „Wir wollen nicht annehmen, dass dieser Name etwa deshalb gewählt wurde, weil Naegeli von dem vorliegenden Beobachtungsmaterial auf dem Gebiete der Infectionskrankheiten soviel als möglich abstrahirte und mit weitgehendster Ignorirung der pathologischen Erfahrungen auf rein theoretischem Wege seine Sätze formulirte." –

Der erste Theil der hier vorliegenden Schrift handelt von einigen in medicinischen Kreisen noch wenig geläufigen Thatsachen aus dem Gebiete der Mikroparasitologie. Der Verfasser erwarb sich die Kenntniss derselben im vergangenen Jahre durch eigene experimentelle Arbeiten, welche er theils unter Anleitung der Herren Ferdinand Cohn und Eduard Eidam im pflanzenphysiologischen Institut zu Breslau, theils im chemischen Laboratorium des hiesigen pathologischen Instituts, angeregt und unterstützt durch Herrn Ernst Salkowski, ausgeführt hat. Im April wurde ihm auch Gelegenheit, die mikroskopische Technik und Untersuchungsmethode des Verfassers der „Untersuchungen über die Aetiologie der Wundinfectionskrankheiten", des Herrn Robert Koch in dessen Wohnort kennen und hochschätzen zu lernen. Er hofft durch diese anamnestischen Daten dem Schicksal zu entgehen, von Herrn Professor Klebs zu Denen gezählt zu werden, welche „eigener Unfähigkeit zu feinerer mikroskopischer Untersuchung bewusst, mit frivolem Spott neue, ihnen freilich ewig verschlossene Gebiete betreten sehen" (Arch. f. exp. Path. IV, 220). –

Wenn die medicinischen Abschnitte der nachfolgenden Erörterungen zum weitaus grösseren Theile sich mit Thatsachen beschäftigen, mit denen der Verfasser seinen Leser vertraut glaubt, so kann eine Besprechung derselben selbstverständlich nicht blos durch des Ersteren Bemühung, neue Fragepunkte und Beziehungen für schon bekanntes zu suchen, gerechtfertigt werden. Doch glaubte der Verfasser sich durch einige pathologische Erfahrungen, die er hinsichtlich aussereuropäischer Krankheiten zu machen Gelegenheit fand, in seinem Bemühen unterstützt. Auch konnte er bei den vorbereitenden Erwägungen über diese Publication nicht ganz das Gefühl unterdrücken, als hätte sich in ihm eine Reihe relativ klarer Anschauungen allmählig herangebildet über ein Thema, dessen stets beklagte Verschwommenheit sich durch einige neuere Bearbeitungen noch gesteigert hat. —

Sollten den schon oben genannten Herren, sowie Herrn August Hirsch in Berlin beim Lesen manche Ausdrücke und Folgerungen gewissermaassen wie phonographisch anklingend vorkommen, so kann der Verfasser sich nur im Allgemeinen und Besonderen für die ihm im Gespräch freundlich dargebotenen Anregungen bedanken. Den gewählten Ideengang jedoch im Ganzen für sein alleiniges geistiges Eigenthum (in dem bekannten relativen Sinne) ausdrücklich zu erklären, glaubt er verpflichtet zu sein, um Niemandem auch nur einen Theil der Verantwortlichkeit für etwa Verkehrtes und Misslungenes zuzuschieben.

Die benutzte Literatur findet sich in gebräuchlicher Form in den am Schluss beigefügten Anmerkungen angegeben.

Berlin, 8. Januar 1880.

Inhalt.

I. Ueber die Wechselbeziehungen zwischen Mikroorganismen und ihren Nährsubstraten.

1. Primitiver Parasitismus und im höheren Sinne adäquate Medien.

Als oberster Grundsatz aller Versuche mit kleinen Organismen muss die Warnung gelten, keinen Mikroorganismus, er sei noch so eigenthümlich geformt, noch so zahlreich vorhanden, noch so beweglich und reproductionsfähig — als Ursache gröberer Veränderungen des Mediums anzusehen, in welchem er lebt, bevor er sich als solche ausgewiesen hat. Selbst die Botaniker sind nicht durchweg der Versuchung entgangen, die Wirkung der kleinsten Pilze auch auf Stoffumänderungen auszudehnen, bei welchen sie sicher nicht betheiligt waren. Der noch jetzt geführte Streit über die Eiweissfäulniss lehrt zur Genüge, wie vorsichtig die Versuche angestellt sein müssen, welche als Beweise dafür dienen sollen, dass gewisse Zersetzungen nur bei Anwesenheit von Mikroorganismen, niemals unter Ausschluss derselben zu Stande kommen. — Nachdem nun, Dank der Skepsis der Gegner und der unermüdlichen Arbeitslust der Vertheidiger der Bakterienwirkungen, für eine Reihe organischer Umsetzungen ihre Abhängigkeit von Mikroorganismen so absolut festgestellt ist, dass die scrupulösesten Zweifler sie eingestehen, nachdem die anzuwendenden Cautelen auch dem nicht in erster Reihe Berufenen eingeprägt werden können, sollte man es fast für unmöglich halten, dass noch immer Bakterienbefunde einfach mit Bakterienwirkungen identificirt werden. Bakterien oder Schistomyceten, oder sagen wir noch umfassender, Mikroorganismen jeder Art, siedeln sich überall an, wo sie die Möglichkeit der Existenz vorfinden; dass sie es waren, welche ihr Substrat in einer bestimmten Weise veränderten, darf man nur folgern, wenn man 1) das Substrat vor der Bakterienansiedlung genau gekannt hat, und wenn man 2) im Stande war, alle anderen gleichzeitigen Einwirkungen auf dasselbe (Wasserentziehung, Gaswechsel, Temperaturverhältnisse etc.) mit Ausschluss der Bakterien zu ermitteln und in ihrer Bedeutung zu würdigen. — Diese kurze Darlegung unseres Standpunktes wird genügen, um es wahrscheinlich zu machen, dass zur Zeit die Zahl der Fälle von blos beobachtetem Vorkommen der Mikroorganismen auf diesem und jenem Nährsubstrat die Zahl der Fälle um das mehr als Tausendfache übersteigt, in welchen eine constatirte Veränderung mit unantastbarer Sicherheit den gleichzeitig gefundenen Organismen zugeschrieben werden kann.

Unsere Betrachtungsweise wird nur dann zu einer schwierigen, wenn man sich gewisse minimale, unseren Sinnen und Hilfsmitteln nicht zugängliche Beziehungen der kleinsten Organismen zu ihren Ernährern mit jenen grossartigen Leistungen, welche uns durch ihre grobe Sinnfälligkeit überraschen, im Gegensatz denkt. Hier ist aber von einem Gegensatz keine Rede, sondern von einer Doppelreihe sich ergänzender Wechselbeziehungen. Es giebt einen zierlichen Spaltpilz, von R. Koch als Bacillus tremulus bezeichnet, welcher auf vollkommen nährlosen Wasserflächen vorkommt und sich auf ihnen vermehrt. Kein Chemiker oder Physiologe wäre im Stande nachzuweisen, welche Stoffe dieser Organismus dem Wasser entzieht und welche Zersetzungsstoffe er hervorbringt. Dennoch wäre es absolut falsch, hier die Weckselwirkung zu negiren. Sie muss vorhanden sein, sie ist eine unendlich kleine aber unzweifelhaft positive Grösse, die also von den staunenerregendsten Gährungserscheinungen lediglich quantitativ verschieden ist. Von diesem Minimum der Beziehungen, welches dem Kreuzungspunkt zweier Linien verglichen werden könnte, dehnt sich nun einerseits das Gebiet der causalen Bakterienwirkung aus bis zu dem Grade der Machtentfaltung, dass ein einziger Mikroorganismus auf sein Medium die Wirkung ausübt wie ein Funke auf eine Pulvertonne, — und auf der anderen Seite verwirklicht sich das Bild der Laus im Schorf: der zufällige Ansiedler gedeiht vortrefflich, ohne dass von einer anderen als äusserst kleinen Einwirkung auf seinen Wirth die Rede sein könnte.

Gegen unsere Ansicht, dass die Fälle des primitiven Parasitismus (wie man die unbemerkbare Reaction des Ernährers auf den angesiedelten Organismus wohl nennen darf) die Fälle nachweisbarer Alteration des Nährsubstrats numerisch weit überwiegen, lässt sich mit Recht geltend machen, dass uns für die geringeren Grade dieser Alterationen das Erkenntnissvermögen und in Folge dessen auch die sprachlichen Ausdrücke noch fehlen. Diese Armuth der Terminologie hat sich recht peinlich bei den Discussionen über Fäulniss bemerkbar gemacht; unaufhörlich erschwerten vieldeutige Umschreibungen wie „gewisse Arten von Fäulniss“, „gewisse faulige Umsetzungen“, „vollständige stinkende Fäulniss“ etc., die Verständigung. Auch in Naegeli's Buch ist von „eigentlicher Fäulniss“ von „Fäulnissgährung“ und dergleichen die Rede — zum Zeichen, dass man sich hier vorläufig in kümmerlicher Weise mit einigen der groben Anschauung entsprungenen Ausdrücken behelfen muss.

Aus diesen Gründen ist es einstweilen unthunlich, eine auch nur einigermassen lückenlose Reihenfolge der gradweise verschiedenen Wechselbeziehungen aufzustellen. Wir kennen zur Zeit nur einzelne Etappen dieses Weges. In den niedrigsten Graden des Parasitismus gewahrt man eben nur das Vorhandensein des angesiedelten Organismus und kann sich von seiner Vermehrungsthätigkeit überzeugen. Nicht die Farbe, nicht die Gestalt, nicht der Geruch noch die Reaction des Mediums, auf welchem der Pilz gedeiht, erscheint verändert; — dabei gedeiht er aber nicht allein, sondern aus einem oder aus hunderten, die man noch garnicht wahrnehmen konnte, werden Millionen, die man nicht mehr übersehen kann. Sie müssen die stofflichen Verhältnisse des Nährbodens alterirt haben, wenn uns auch jedes Symptom des Nachweises fehlt. — Eine etwas höhere Stufe des Parasitismus bedingt Veränderungen der Transparenz, der Farbe des Nährmediums; eine weitere dessen Zerfall an der Oberfläche, auch wohl eine Consistenzveränderung der nächst tiefer liegenden Schichten, Form- und Volumenveränderungen, die zum Theil auf der ungleichmässigen Entziehung des Wassergehaltes beruhen. In die Spalten, Runzeln und Risse der Substanzen wuchern die Parasitencolonien gierig hinein, miniren Gänge und Höhlen aus und bilden in diesen deutlich sichtbare Conglomerate. In Flüssigkeiten bewirken sie neben den leichteren und gleichmässig verbreiteten Trübungen Wolken, Bodensätze, Flockenbildung und die Bildung grosser schwimmender, nach Berührung mit der Luft strebender Complexe. Noch höhere Grade der Einwirkung drücken sich durch sichtliche Gasentwicklung, durch besondere Gerüche, schliesslich durch jene totalen chemischen Umänderungen der ursprünglichen Zusammensetzung des Mediums aus, wie wir sie in der Gährung und Fäulniss in den eklatantesten Beispielen vor Augen haben.

Während wir eine ausführlichere Erörterung der Kriterien, welche uns in der Schätzung dieser Wirkungen unterstützen, dem nächsten Abschnitte vorbehalten, sei es nach diesen einleitenden Bemerkungen unsere Aufgabe, den Begriff des im niederen und höheren Sinne adäquaten Mediums von seinem Gegensatz abzugrenzen. Wählen wir zu rascherem Verständniss ein mit den leichtesten Mitteln aufzustellendes Experiment. Vier von jeder möglicherweise vorher darin befindlichen Unreinigkeit befreite (im bakteriologischen Sinne reine) Glasgefässe werden mit vier verschiedenen, ebenfalls bakterienfreien Flüssigkeiten gefüllt, je mit einem Tropfen faulender Fleischflüssigkeit inficirt, verschlossen und in einem auf 35° C. erwärmten Behälter aufgestellt. Die Flüssigkeit des ersten bestand aus einer 1procentigen Carbolsäurelösung, die des zweiten aus frischgelassenem saurem Harn, das dritte enthielt eine Lösung von saurem phosphorsaurem Kali, Chlorkalium, neutralem weinsteinsaurem Ammoniak und schwefelsaurer Magnesia (Cohn'sche mineralische Pflanzennährlösung); im vierten war statt der Magnesia und des Chlorkalium Candiszucker gelöst (Pasteur'sche Flüssigkeit). Ueberlassen wir die Gefässe 48 Stunden nach der Infection ihrem Schicksal, so finden wir nach Ablauf derselben folgenden Sachverhalt: die Carbolsäurelösung ist vollkommen klar, die Cohn'sche Lösung ist mässig, die Pasteur'sche milchweiss getrübt. Der Harn kann klar, kann aber auch getrübt sein. Jeder Tropfen der getrübten Flüssigkeiten enthält viele Tausende von Mikroorganismen, welche den in der faulenden Fleischflüssigkeit enthaltenen sehr ähnlich sind. Die im Infectionstropfen enthaltenen Parasiten fanden in dem variabel zusammengesetzten Harn ein zweifelhaftes, in der Cohn'schen Flüssigkeit ein adäquates, in der Pasteur'schen Flüssigkeit ein in noch höherem Grade adäquates Medium, denn in diesem letzten Glase fallen uns noch sehr deutlich entwickelte Gasblasen auf, welche in den anderen fehlen. Die Carbolsäurelösung aber erweist sich als ein absolut inadäquates Medium. Möglich dass eine mikroskopische Untersuchung, welche jedes mikroskopische Tröpfchen dieser Flüssigkeit durchforschte, noch die stabförmigen Körperchen des Impftropfens oder ihre Ueberreste entdeckte, möglich sogar, dass eine Behandlungsweise, welche sie schonend von der anhängenden feindlichen Flüssigkeit zu befreien vermöchte, sie in einer günstigen Flüssigkeit noch einmal zum Leben erwecken könnte; — jedenfalls war die von uns gewählte Flüssigkeit ihrer Entwicklung absolut conträr, und wie sie selbst ganz ungeändert erscheint, so vermochte in ihr auch der Parasit keine Entwicklungsmetamorphose durchzumachen. Wir wiederholen das Experiment, lassen aber die Gefässe bei Zimmertemperatur stehen. Beträgt dieselbe ca. 10—12°, so kann es drei Tage und länger dauern, bis in der Pasteur'schen Flüssigkeit eine leichte bläuliche Trübung die Vermehrung der hinein verpflanzten Mikroorganismen anzeigt; in noch längerer Frist tritt eine ganz leichte Opalescenz auch bei der Cohn'schen Flüssigkeit ein. Bei noch niedrigerer Temperatur bleiben alle Flüssigkeiten unverändert. — Sollte dieses Beispiel von den verschiedenen Graden, in welchen das Medium und sein Parasit adäquat sind, eine Vorstellung geben, so dient uns für den scharfen Gegensatz zwischen Beziehung und Beziehungslosigkeit vielleicht noch besser ein anderer Versuch. Wir besitzen in dem blutrothen Micrococcus prodigiosus, der auf amylumhaltigen gekochten Substanzen gedeiht, ein vortreffliches Beispiel eines leicht wahrnehmbaren Saprophyten. Wir theilen eine Kartoffel in zwei Hälften, kochen die eine und lassen die andere roh. Dann bestreichen wir beide Theile mit einer feinen Schicht des auf einer ihm adäquaten Nährfläche bereits gezüchteten Micrococcus. Während nach 36 Stunden — bei Bruttemperatur und vor allzu brüsquer Verdunstung geschützt — die Fläche der gekochten Kartoffel einen dicken bluthrothen Ueberzug darbietet, ist auf der rohen das Impfmaterial ohne irgend welche erkennbare Spur zu Grunde gegangen. Dazu zeigt jene vom Micrococcus in Besitz genommene Kartoffel einen starken Trimethylamingeruch und andere (mikroskopische) Veränderungen, auf welche wir noch zurückkommen.

Es wäre leicht, die Beispiele zu vermehren, in welchen sich die Gegensätze der Feindlichkeit und der verschiedenen Grade, in welchen die Nährmedien adäquat sind, auf's Unverkennbarste erweisen. Man kann keinen Saprophyten auf lebendigen Zellen, keinen Fäulnisspilz in Carbolsäurelösung, keinen einzigen Mikroorganismus auf einem ihm absolut feindlichen Nährboden zur Entfaltung seiner Lebensthätigkeiten bringen. Wenn aber eine verwandtschaftliche Beziehung zwischen Mikroorganismus und Medium vorhanden ist, so kann sie sich in sehr verschiedenen Graden äussern: dürftige Vermehrung, ohne dass sich eine Rückwirkung auf das Medium erkennen lässt, — stärkere Vermehrung mit Andeutungen einer Alteration des Nährsubstrats, — enorme stürmische Vermehrung mit totaler Zersetzung des Mediums sind solche Grade. In welcher Mannigfaltigkeit aber die Zwischenstufen derselben vertreten sind, lehren einige mit Absicht variirte Versuchsreihen, welche gewisse physikalische und chemische Abweichungen herstellten. Während eine Mischung von Fleisch und Wasser bei Brutwärme gewöhnlich mit dem zwanzigsten Tage ausgefault ist, so dass sich entwicklungsfähige Fäulnissbakterien nicht mehr in ihr vorfinden, — während künstlicher hergestellte Fäulnissmischungen in derselben Wärme den Bakterien so adäquat sind, dass ihre vollkommene Erschöpfung mit dem 23.—25. Tage stattgefunden hat, vermag man in niedriger Zimmertemperatur die Fäulniss einer Fleischwassermischung über acht Monate hinzuziehen. Samuel hat derartige lang gedehnte Fäulnissvorgänge benutzt, um zu zeigen, dass die darin thätigen Mikroorganismen verschiedene Entwicklungsstadien durchmachen und ebenso wie die Flüssigkeit, so ihre eigene Wirkungsfähigkeit für andere Medien in der mannigfachsten Weise ändern.

Versuche über die chemischen Einflüsse auf die Adaptation der Mikroorganismen finden wir bei Naegeli. „Wenn man in bestimmte zuckerhaltige Nährlösungen, welche neutral reagiren, Keime der niederen Pilzgruppen (Spaltpilze, Sprosspilze und Schimmelpilze) hinein bringt, so vermehren sich nur die Spaltpilze und bewirken Milchsäurebildung. Wenn man aber der nämlichen Nährlösung $^1/_2$ % Weinsäure zusetzt, so vermehren sich blos die Sprosspilze und verursachen weingeistige Gährung. Bringt man endlich in die gleiche Nährlösung 4 oder 5 % Weinsäure, so erhält man blos Schimmelvegetation.“ — „Wenn man frischen oder gekochten, nicht allzu zuckerreichen Traubenmost oder einen anderen Fruchtsaft offen stehen lässt, so dass alle möglichen Pilzkeime hineinfallen, so vermehren sich blos die Sprosspilze und der Most verwandelt sich in Wein. Nun hört die Vermehrung der Weinhefezellen auf, und andere Keime, die bisher nicht wachsthumsfähig waren, entwickeln sich. Es tritt eine Kahmhaut an der Oberfläche auf, welche den Weingeist zu Essigsäure verbrennt. Ist der Wein zu Essig geworden, so beginnt Schimmelbildung; die Schimmeldecke, welche an die Stelle der Kahmhaut tritt, verzehrt die Säure und macht die Flüssigkeit neutral. Jetzt werden die Spaltpilze existenzfähig; bald wimmelt es von ihnen und es erfolgt Fäulniss.“

Während früher diese und ähnliche Erfahrungen, die man an den im höheren Sinne adäquaten Medien machte, immer von neuem dem speculativ so berechtigten Gedanken einer abiogenetischen Entstehung kleinster Organismen neue Nahrung gaben, wird auch jetzt noch von Denen, welche sich nicht mitreissen lassen wollen vom Strome „unserer an Bakterienentdeckungen überreichen Zeit", diese Frage oft in ähnlichem Sinne zum Gegenstande des „Glaubens" gemacht. Man glaubt, „die Bakterien wären doch wohl nur das Secundäre." Diese verallgemeinernde Annahme eines primitiven Parasitismus fusst im besten Falle auf der oberflächlichen Bekanntschaft mit einer beschränkten Reihe von Wechselbeziehungen niederer Grade. Man will dadurch ausdrücken, dass man sich Bakterienexistenzen und Bakterienvermehrung ohne tiefe Alteration der Medien vorstellen kann. Die Auffassung ist zwar insofern vorzuziehen, dass sie ein besserer Schutz gegen grobe Täuschungen ist, als die vorgefasste Meinung Derjenigen, welche bei jedem Bakterienfunde und bei den kleinsten Spuren der Reproductionsthätigkeit sofort an gewaltige Wirkungen denken. Aber an Einseitigkeit geben sich beide Meinungen nichts nach. Hier gilt eben kein Glaube. Es handelt sich darum, die Ueberzeugung von der gradweisen Verschiedenheit der Wechselwirkungen und von der unendlichen Abstufung, in welcher die Medien sich als adäquat erweisen, zu gewinnen, nicht aber Stellung zu nehmen auf dem trügerischen Grunde des eigenen guten Glaubens oder einseitig enthusiastischer Versicherungen.

2. Hilfsmittel, welche uns zur Unterscheidung der Beziehungsgrade zu Gebote stehen.

Wir werden zunächst darüber klar werden müssen, ob die Symptomatologie der Mikroorganismen selbst unsere Kenntniss von den Wirkungen, welche sie ausüben, garnicht bereichert, oder ob einige von ihr gegebene Thatsachen berechtigte Schlüsse auf eine Veränderung des Mediums begründen. Mehr als diese Schlüsse dürfen wir auch im allergünstigsten Falle von der näheren Bekanntschaft mit den Parasiten nicht verlangen; Thatsachen über die Veränderungen des Nährsubstrats können nur durch Untersuchungen an diesem selbst gewonnen werden.

In der Symptomatologie des Bakterienlebens nimmt das Mikroskop als Untersuchungsmittel selbstverständlich eine hohe Stellung ein. Es setzt uns in den Stand, manche früher als amorphes oder körniges Material bezeichnete Conglomerate in Haufen von Mikrokokken aufzulösen, Stäbchen verschiedener Gestaltung zu unterscheiden, Nebenorgane und Fortpflanzungsvorgänge wahrzunehmen u. dergl. Doch ist es von der grössten Bedeutung, die vom Mikroskop für das Bakterienleben zu erwartenden Aufschlüsse nicht zu übertreiben. Spaltpilze irgendwo zu demonstriren heisst absolut nichts anderes als zeigen, dass sie da sind. — Noch viel precärer steht es mit den Folgerungen, welche man aus Bewegungserscheinungen, die man unter dem Mikroskop an den kleinsten Organismen wahrzunehmen wähnte, hat ableiten wollen. Jeder Mikroskopiker ist zwar vor den „Molecularbewegungen" gewarnt worden und glaubt dieselben zu kennen. Was soll man aber von dieser Kenntniss halten, wenn in demselben Absatz gewisser bakteriologischer Schriften von diesen rein physikalischen Vorgängen gesprochen wird und gleich hinterher Bewegungen der kugelförmigen Mikrokokken beschrieben werden, während doch botanischerseits ganz übereinstimmend eine Eigenbewegung der Kugelbakterien bestritten wird? — Kein Mikroskopiker, und wäre er noch so unantastbar in Bezug auf andere Objecte, kann die Schwierigkeiten der Molecularbewegung überblicken, der sich nicht in eine ganz specifische Technik der Bakterienmikroskopie hineingearbeitet hat. Wann kommen einmal die tausende der Temperaturdifferenz-, Verdunstungs- und Erschütterungsströme zum Stillstehen in einem so grossen Tropfen, wie er zur Mehrzahl histologischer Untersuchungen unter das Deckglas gethan wird? — Wer ahnt, ohne sie speciell studirt zu haben, die unendliche Kleinheit der Kräfte, welche die Spaltpilze noch in die lebhaftesten und wunderlichsten Bewegungen versetzen? — Für die theoretische Seite dieses Themas giebt in einer am 7. Juni 1879 der Bairischen Akademie der Wissenschaften vorgelegten klassischen Abhandlung Naegeli werthvolle Aufschlüsse; für seine praktische Bearbeitung kann nicht dringend genug an die Technik R. Koch's, welche sich in verschiedenen Aufsätzen der Cohn'schen „Beiträge zur Biologie der Pflanzen" beschrieben findet, erinnert werden. Alle mit gewöhnlicher mikroskopischer Technik zubereiteten und durchgesehenen Präparate von Bakterien müssen nothwendig, was Bewegungserscheinungen anlangt, Täuschungen veranlassen. — Aber auch ganz sicher constatirte Eigenbewegungen an Bakterien beweisen nichts weiter, als dass diese Organismen solcher Eigenbewegungen fähig waren.

Von ganz gleich relativem Werth sind die Beobachtungen, welche sich auf eine mässige Vermehrung der Bakterien beziehen. Ich sage ausdrücklich: von relativem Werth. Denn wenn man zweifellos feststellen kann, dass aus einem Körnchen zwei oder vier Körnchen hervorgegangen sind, so hat das Körnchen die Fähigkeit besessen, sich zu reproduciren, und diese Fähigkeit ist eine schlechthin nur mit dem Begriff des Organismus und des Organisirtseins vereinbare Eigenschaft, ebenso wie sie auch von diesem Begriff untrennbar ist. Ich habe also, wenn jede Escamotage (natürlich sind die unabsichtlichen gemeint) ausgeschlossen war, bei der Vermehrung der Körperchen einige Organismen gezüchtet, oder richtiger, es haben sich unter meinen Augen Nachkömmlinge eines Organismus erzeugt. — Was folgt aber sonst noch aus diesem Züchtungs- oder Zeugungsvorgang? Wahrscheinlich ist von der Substanz, in welcher er sich zutrug, etwas zum Aufbau der neuen Körperchen verbraucht worden. Habe ich aber die Berechtigung zu schliessen, dass auch nur 1 Mm seitwärts von dem links oder rechts liegenden Körnchen die Substanz irgendwie alterirt sei? — Nimmermehr! Selbst die unmittelbar an das organische neugebildete Körnchen grenzende Substanzschicht muss ich mir so minimal wie möglich verändert denken, wenn kein Merkmal an ihr mich auf einen höheren Grad der Veränderung hinweist. Die meisten Mikroparasiten besitzen für einigermassen ähnlich constituirte Medien, auch wenn sie ihnen weniger adäquat sind als ein früheres, eine ziemlich bedeutende Anpassungskraft. Soweit, dass mässige Grade der Vermehrung noch bei einer solchen neuen Ansiedlung sichtbar werden, reicht ihre Lebenszähigkeit und Anpassungskraft fast immer, in vielen Fällen half hierzu auch das Minimum an Substanz, welches bei der Uebertragung mit hinübergenommen wurde.

Wir haben es also bei der Demonstrabilität, bei angeblichen sowohl wie bei wirklichen Bewegungserscheinungen und bei der mässigen Vermehrung in gradweise verschiedenen — auch niederen — Medien mit Phänomenen des Bakterienlebens zu thun, aus welchen sich auf den Grad der Wechselwirkungen mit ihren Nährsubstraten gar kein Schluss machen lässt.

Es fragt sich weiter, welchen Werth in dieser Beziehung die Formen an sich und das gegenseitige Verhalten derselben haben könnten. — Einstweilen ist noch nicht die geringste Aussicht vorhanden, dass man irgend eine der bestcharakterisirten Gestalten mit der Grösse ihrer Einwirkung in directe Beziehung zu setzen hätte. Es ist ganz nutzlos darüber zu streiten, ob feine oder dickere Stäbchen, gegliederte oder in Ketten- und Reihenform auftretende Bakterien oder die ganz einfachen Mikrokokkenformen eher in Verdacht genommen werden sollen, grosse Wirkungen auszuführen, so lange wir wissen, dass die schönsten Vibrionen, Spirochäten, Torulä und mit Geisseln versehenen Stäbchen oft auf Substanzen getroffen werden, die gar keiner grossen chemischen Veränderung fähig sind, oder auch auf solchen, die eine derartige wirklich grossartige Umsetzung oder Zersetzung soeben unter dem Einfluss eines ganz unscheinbaren, von einem Dutzend ähnlicher Formen kaum zu unterscheidenden Pilzes durchgemacht haben. Auch würde an jedem System, welches sein Gerüst aus entsprechenden Parallelen aufbauen sollte, der noch immer nicht vollkommen beseitigte Polymorphismus rütteln. Zwar eine Verwandlung von Spross- und Schimmelpilzen in Spaltpilze und umgekehrt, wie einst Hallier sie beobachtet haben wollte, lehnt man jetzt allgemein ab. Die Specieseintheilung der Spaltpilze selbst indess, auch in der von Cohn gebotenen Form, hat bis jetzt der Ansicht, wonach jede Function der Spaltpilze durch eine besondere Species vertreten ist, nicht eine genügende Basis erringen können. Naegeli betont ausdrücklich, dass er bei der nämlichen Zersetzung oft einen ziemlich weiten Formenkreis der anwesenden Spaltpilze, ein Gemenge von mehreren morphologisch gut charakterisirten

Formen beobachtet — und andererseits bei ganz verschiedenen Zersetzungen die dem Anschein nach durchaus gleichen Spaltpilze gefunden habe. Auch machen die Thatsachen, die wir bei der physiologischen Accommodation der Mikroparasiten zu besprechen haben werden, die Abweisung eines beschränkten Polymorphismus nicht leicht.

Mit grosser Sicherheit wird ein solcher zuweilen in medicinischen Bakterienschriften behauptet. Hier hat das Beispiel der Hallier'schen Irrthümer nicht tief genug, wenigstens nicht in dem Grade nachhaltig gewirkt, um nicht von Zeit zu Zeit von „Bacillen, die erst in Ketten, dann in Körnchen zerfallen, von dem Auswachsen dieser Körnchen in Fäden, dem wiederholten Zerfall dieser" etc. zu erzählen. Man bedenkt nicht, wie trügerisch hier die unbewusste Verunreinigung der Culturapparate eintritt, und dass das mittelst des Mikroskops geschärfte Auge nur unter der einzigen Bedingung eine positive Entscheidung abgeben kann, wenn es — die geeigneten Ernährungs-, Nichtverdunstungs- und Temperaturbedingungen am Objectträger vorausgesetzt — ein einzelnes Körperchen dauernd fixirte, dieses etwa sich gliedern, spalten und körnig zerfallen sah, die Theilungsproducte dauernd — und zwar am richtigsten wieder nur ein einzelnes — überwachte und sich etwa noch weiter entwickeln sah (de Bary). Solche Beobachtungsreihen an einem einzelnen Organismus können allerdings beweisen, dass die ganze Entwicklung in einem höheren Grades adäquaten Medium stattfand; die Beobachtungen F. Cohn's am Heubacillus, und die analogen Entwicklungsstadien, welche R. Koch für den Milzbrandbacillus ermittelte, mögen neben anderen als Musterbeispiele für derartige Untersuchungen hier genannt sein. — Die Bedeutung des Verhältnisses, welches die Formen derselben Bakteriencultur unter sich darbieten, wird hinsichtlich der Einwirkung auf das Nährsubstrat oder auf die Höhe, in welcher das Medium adäquat ist, von verschiedenen Seiten abweichend beantwortet. Einerseits lässt sich behaupten, dass recht lebhaft sich entwickelnde Reinculturen das Medium am lebhaftesten consumiren, andererseits klingt es nicht absurd, wenn gesagt wird, dasjenige Nährsubstrat sei im höchsten Sinne adäquat, in welchem ein Mikroorganismus alle seine Entwicklungsstadien durchmachen könne. Wir würden auf die Untersuchung dieser Frage mehr Aufmerksamkeit und Zeit verwenden müssen, wenn nicht beide Kriterien noch zu den untergeordneten der alterirenden Einwirkung zu rechnen wären. —

Den ersten gutgegründeten Schluss auf diese letztere gestattet das Uebergehen der Mikroorganismen in Gebilde, welche man als Dauerzustände derselben zu deuten pflegt, — und zwar zunächst in negativem Sinne. Nährflüssigkeiten z. B. in welchen sich Spaltpilzconglomerate — Zooglöaformen — bilden, sind nicht in höherem Sinne adäquat. Sie enthielten, als die Parasitencolonie sich ansiedelte, alle für deren Vermehrung nöthigen Stoffe. Nach einigen Generationswechseln erschöpften sich die Vorräthe gewisser nothwendiger Substanzen, oder auch nur einer einzigen; das Pilzleben war durchaus noch nicht beendet, aber seiner Lebhaftigkeit, besonders auch seiner Fortpflanzung wurde ein Halt geboten. Wolkiger unorganisirter Schleim häufte sich um die bis zu einer gewissen Entwicklungsstufe gediehenen Organismen an und ballte sie zu — oft sehr sonderbar gestalteten — Zooglöacolonien zusammen. — Als höher adäquat, und wie sich zeigen wird, auch weitmehr alterirt, haben wir die Nährmedien anzusehen, in welchen die Entwicklung der demgemäss organisirten Spaltpilze bis zum Stadium der Sporenbildung fortschreitet. Auch in ihnen wird zwar der Entwicklungskreis nicht vollendet. Er stockt, nachdem in den Sporen

Dauerformen gebildet sind, welche sich ebenfalls mit einer — vermuthlich aus den nicht mehr assimilirbaren Nahrungstheilen hergestellten — öligen oder schleimigen Hülle umgeben und dann zu Boden sinken. Ein schönes und vollkommenes Beispiel für diese bereits höher adäquaten Medien gewährt das einmal aufgekochte Heuinfus. Von den zahlreichen Parasitenformen, welche der lauwarme Aufguss des Wiesenheues ernährt, bleibt nach solchem Durchkochen eine übrig: der Bacillus subtilis des Heues. Einen Tag lang erscheint im Brutofen die Flüssigkeit klar, dann wird sie trübe durch zahllose, schwärmende Bacillusstäbchen. In weiteren 24 Stunden entwickeln sich Häutchen, dann dicke membranöse Complexe darauf, die am vierten Tage ein bedeutendes Volumen einnehmen und ganz aus einer Menge durcheinander gewirrter, verfilzter Leptothrixfäden bestehen. Untersucht man diese jetzt mikroskopisch, so entdeckt man glänzende Pünktchen in ihnen, die immer grösser und deutlicher werden, bis schliesslich der Faden einer schleimigen Auflösung anheimfällt und die glänzenden Körnchen, die Sporen, in einer dicken Schicht zu Boden sinken (Cohn). So verharren sie in dieser Flüssigkeit für immer, während sie sich, wie durch zahlreiche Versuche bewiesen ist, in vielen anderen Aufgüssen und Nährflüssigkeiten willig entwickeln (Fitz). Besonders interressant ist die Wirkung einer kleinsten Anzahl solcher Sporen in einem neuen Heuinfus, das jedoch zum Unterschied von dem vorigen vollkommen sterilisirt, d. h. so lange im Verschlusstopf gekocht wurde, dass auch sein eigener Heubacillus vollkommen zu Grunde ging. Ein solcher Aufguss bleibt unter allen Brutverhältnissen von Trübungen und Häutchen frei. Wird er nun mit wenigen Sporen eines nicht mehr nährenden Heuinfuses inficirt, so entfalten diese eine wahrhaft grandiose Wirkung. Einen dicken Pelz von neugebildeten Fäden erzeugen sie in wenigen Tagen an der Oberfläche des neuen Nährmediums, den man durch Filtration für sich gewinnen, trocknen und seinem Gewicht nach bestimmen kann.

Wo solche greifbaren Conglomerate von Spaltpilzen sich in oder auf einem Nährsubstrat bilden, da wird man mit Recht schliessen dürfen: hier ist mit dem Medium eine recht erhebliche Umwandlung vorgegangen. Die wunderlichen Pilzcolonien, welche der Essigpilz in Fruchtsäften hervorbringt, die runzligen oft mehrere Hundert Gramm schweren Pilzhäute, welche das Bakterium Termo so willig an der Oberfläche seiner Ernährer bildet, — sie können nur auf Kosten und durch eine Consumption ihrer Medien entstanden sein und weisen sich auch durch ihre chemische Untersuchung in entsprechender Weise aus.

Nächst dieser Erscheinung ist es nun die stärkere oder geringere Gleichmässigkeit des Verlaufs, welchen der Contact eines Mikroorganismus mit einem Nährmedium zur Folge hat, die uns den Schluss, es werde das Medium in mehr oder weniger eingreifender Weise verändert, nahe legt. Die gut untersuchten Fälle der Entwicklung bekannter Bakterien in gleichmässig zusammengesetzten Nährmedien lehren, dass das Leben dieser Organismen einen strengen Typus innehält, der sich von Stunde zu Stunde verfolgen und mit grosser Sicherheit vorhersagen lässt. Selbst bei leichten Graden der Abweichung in der chemischen Zusammensetzung des Nährsubstrats ist diese typische Entwicklung des Organismus noch wahrnehmbar und dominirt alle Phänomene. Man nehme das kleinste Klümpchen eines lebhaft vegetirenden Schleimüberzuges von Micrococcus prodigiosus und inficire damit hundert Kartoffelflächen, man stecke mit je einigen Sporen des Heuinfuses tausend Gefässe mit sterilisirten Aufgüssen an, — und man wird auf Tag und Stunde voraussagen können, wie in jeder Cultur der Ablauf der Erscheinungen sich entwickeln wird. Dieser Typus der Spaltpilzentwicklung mit einem Latenzstadium, einem Crescendo und einer Acme der Entwicklung spricht mit hoher Wahrscheinlichkeit für einen starken Grad gegenseitiger Verwandschaft und für eine tiefgreifende Alteration der Medien.

Noch grösser aber wird die Wahrscheinlichkeit dieses Verhältnisses, wenn die Mikroparasiten ihren Lebensgang in einem Nährsubstrat vollkommen durchmachen, wenn sie in ihm nicht blos bei gewissen morphologischen und biologischen Entwicklungsstufen stehen bleiben, sondern darin ihren Tod erreichen. Weniger bekannt als das Factum, dass übertragbare, resp. fortpflanzungsfähige Hefezellen in einer vollendeten Gährungsmischung nicht mehr existiren, ist der Hergang der Bakterientödtung in Fäulnissgemischen. Bei stürmischer Fäulniss, wie sie im weiteren Sinne an explosive Vorgänge erinnert, finden die so ungemein activen Mikroorganismen in einer beschränkten Zahl von Tagen ihren Tod. Kein einziges fortpflanzungsfähiges Bakterienindividuum ist in den tief alterirten Mischungen noch aufzutreiben. An zerfallene Cadaver oder an Patronenhülsen, wenn man sich ein solches Bild gefallen lassen will, erinnern die mikroskopischen Bilder, welche man aus derartig erschöpften Medien erhält. Doch sollen uns diese höchsten Grade des Adäquatseins von Mikroorganismus und Nährsubstrat noch besonders beschäftigen.

Zwei Fragen compliciren in unbehaglicher Weise die Methoden der Untersuchung auf die im Medium hervorgerufenen Umänderungen:

1) Welche Phänomene gehören den Mikroparasitenculturen als solchen zu?

2) Welche Veränderungen würde das Medium durchgemacht haben, wenn alle anderen gleichzeitigen Einwirkungen in Geltung blieben, und nur der Mikroparasit ausgeschlossen wäre?

Was den zweiten Punkt anlangt, so weiss jeder unserer Leser, der einmal vorübergehend der Urzeugungsfrage seine Aufmerksamkeit zugewandt hat, dass manche der Parallelversuche, welche zur Sicherung des einen und zum Ausschluss des anderen Moments erforderlich sind, bis jetzt als unmöglich bezeichnet werden müssen. Welches Raffinement der Versuchsbedingungen ist allein nothwendig, um das complicirende Mitwirken des Verdunstungsprocesses auszuschliessen, welche Cautelen mussten erfunden werden, um den Zutritt von Luft oder die Ableitung störender Gase bei Bakteriencolonien zu garantiren, ohne dass gleichzeitig fremdartige Organismen Zutritt gewannen. Jedoch ist meistens neuerdings mit derartigen Parallelversuchen gearbeitet worden, und wir werden speciell bemüht sein, nur solche Resultate und Beispiele zu verwerthen, welchen controlirende Experimente zu Grunde liegen. — Hinsichtlich des ersten Punktes glauben wir durch die vorausgeschickte Besprechung der Phänomenologie des Parasitenlebens die störendsten Missverständnisse ausgeschlossen zu haben.

Von einigen physikalischen Aenderungen der Nährmedien wird sich kaum entscheiden lassen, ob sie den Organismen oder dem Medium selbst eigenthümlich sind, so von Aenderungen der Farbe und Transparenz. Die optischen Erscheinungen, welche man an einem faulenden Fleischwassergemisch, an gährendem Harn, an einer inficirten Pasteur'schen Lösung verfolgen kann, — sie sind oft sehr ausgesprochen und erregen die Vermuthung, dass sie tiefere Symptome der

Erkrankung des Mediums sind. Indess lassen sich die meisten auch durch die blosse Suspension fremdartiger kleinster Körperchen erklären, besonders ist dies bei den Veränderungen der Transparenz der Fall. Hier entspricht der Reichthum der vorher klaren Flüssigkeit an mikroskopisch nachweisbaren Fremdkörpern, sc. Bacterien anscheinend ganz und gar den Graden der Trübung.

Wahrscheinlicher ist eine tiefere Alteration — besonders von Nährflüssigkeiten — wenn ihr Consistenzgrad unter dem Einfluss des Bakterienlebens geändert erscheint. Zuckerlösungen, die man mit Hefe versetzt, zeigen zuweilen die Eigenschaft der Schleimbildung, die bis zu dem Grade vorschreiten kann, dass aus einer umgekehrten Flasche nichts abfliesst; die Erscheinung des fadenziehenden „langen“ Weins beruht nach Naegeli ebenfalls auf einer Umbildung eines Restes von Zucker durch Spaltpilze in Gummi. In ähnlicher Weise zeigen oft consistentere Nährsubstrate schmierige, seifige, klebrige Eigenschaften, die auf der Einwirkung angesiedelter Parasitenculturen beruhen.

Es scheint mir eine der interessantesten Aufgaben der Bakterienbiologie, nachzuweisen, in welcher Ausdehnung die der Bakterienentwicklung dienenden organischen Substanzen eine Eigentemperatur haben. Dass lebhaft gährende und faulende Medien in nicht unbedeutendem Grade von der Aussentemperatur unabhängig sind, habe ich häufig constatirt. Ein Gefäss, in welchem eine Mischung von Wasser und Fleisch eben unter dem Einfluss der Fäulnissorganismen Gasblasen und andere Zeichen lebhaften Stoffwechsels zu erkennen giebt, kühlt, aus dem Brutofen genommen, viel langsamer ab, als ein ebenso lange in demselben aufbewahrt gewesenes Gefäss mit einer ähnlich dünnbreiigen aber nicht faulenden Mischung. Hat man auf einem Reagenzständer mehrere Gläser mit bakterienfreien und mit in lebhafter Bakterienentwicklung begriffenen Flüssigkeiten, so kann man, nachdem alle in gleicher Zimmertemperatur die aus dem Brutofen angenommene Wärme abgegeben haben, mit der Hand die Diagnose freigebliebener und inficirter Gläser ebenso sicher machen, als man mit dem Auge ungetrübte und getrübte unterscheidet; die getrübten bleiben stets etwas länger warm. An der Ausführung systematischer Versuchsreihen über diesen wichtigen Punkt hat mich bis jetzt die Ueberzeugung gehindert, dass derselbe auch anderen Bakterienexperimentatoren nicht entgangen sein wird und vielleicht schon irgendwo eine Bearbeitung gefunden hat, deren Auffindung mir nicht gelang.

Unter den chemischen Veränderungen, welche die Nährmedien unter Bakterieneinfluss erleiden, sind einige als höchst sinnfällig schon sehr lange erforscht. Die Aenderung der Reaction, die Entwicklung mannigfaltiger Gasarten, die Bildung von Ammoniak und ähnlicher das Geruchsorgan so zwingend an bedeutsame chemische Zersetzungen erinnernder Verbindungen, — das Auftreten von Kohlen-, Ameisen-, Essig-, Buttersäure und Glycerin besonders in zuckerhaltigen Nährlösungen sind, wie die Vorgänge bei der Gährung, auch Nichtchemikern bekannt. In viel geringerem Grade sind bis jetzt die hochbedeutsamen Forschungen auf dem Gebiete der physiologischen Chemie Allgemeingut geworden, welche den letzten 5—6 Jahren angehören. Es hat sich auf's Glänzendste bestätigt, was hervorragende Geister schon lange hinsichtlich der Zukunft der Mikroorganismentheorien vorausgesagt haben: „der physiologischen Chemie liegt die Entscheidung über ihre Bedeutung ob.“ — Aus diesem Grunde wird kein einsichtsvoller Leser an dieser Stelle eine Recapitulation der Leistungen erwarten, durch welche Kühne, Hoppe-Seyler, E. und H. Salkowski, Dragendorff (durch seine Schüler), Nencki, E. Baumann,

Hüfner und so viele in directer oder indirecter Weise durch diese angeregte andere Forscher unsere Frage ihrer Lösung immer näher geführt haben. Nur ein Fachmann könnte dem hervorragenden Antheil, den die meisten physiologischen Chemiker an diesen Untersuchungen haben, gerecht werden und eine geschmacklose und unbillige Auswahl der Beispiele vermeiden. — Wenn ich mich hier auf eine Reihe chemischer Umsetzungsproducte des Fäulnissprocesses beschränke, so mag dies durch die grade dieser Gruppe allseitig zugestandene Wichtigkeit und durch das relativ tiefere Verständniss, welches ein eigener Arbeitsantheil daran gewährte, entschuldigt werden. — Bei der Eiweissfäulniss — und zwar wie als festgestellt betrachtet werden darf, nur bei der durch Bakterien verursachten — tritt eine lange Reihe aromatischer Substanzen auf, die nach einander immer genauer erforscht und chemisch festgestellt wurden, so das Indol durch Baeyer, das Skatol durch Brieger, zwei der Benzoesäure homologe Säuren, die Phenylpropion- und die Phenylessigsäure durch E. und H. Salkowski, das Phenol (Parakresol, Kresol?) durch Baumann. Diese in vieler Beziehung interessanten Stoffe bilden sich, wie als wahrscheinlich angenommen werden kann, in ganz bestimmter Reihenfolge und in stricter Abhängigkeit von nachweisbaren Bedingungen auch im Darmtractus des Menschen. Mit Spannung darf man den Aufschlüssen entgegen sehen, welche uns über die Wirkung der Bakterien auf ihre Medien grade nach dieser Seite noch bevorstehen. —

Die Umwandlung der ursprünglichen Bestandtheile des Nährsubstrats in ganze Reihen anderer chemischer Verbindungen ist ohne eine mehr oder weniger ausgedehnte Consumption der Medien nicht denkbar. Gröbere Zeichen derselben sind ebenfalls nicht zu übersehen. Nimmt man gleich grosse Würfel von hartgekochtem Hühnereiweiss, bringt den einen, mit destillirtem Wasser erhitzten, in ein bakteriensicheres Gefäss, während man den anderen durch Behandlung mit kaltem Wasser dem Contact mit Bakterien aussetzt, so zeigen Grösse, Gestalt und Gewicht beider Würfel bald unverkennbare Verschiedenheiten. Der erste bleibt gleich gross, scharfkantig und ändert seine Schwere nicht, der andere von Bakterienschwärmen umgebene wird sichtlich kleiner, verliert seine Contouren, verliert an Gewicht, ja löst sich, lange genug mit seinen Parasiten in Berührung gelassen, vollkommen auf. Dieses Beispiel genügt wohl für die ganze unerschöpfliche Reihe der gröberen Consumptionserscheinungen. Gewisse Verrottungen, Schrumpfungen, Verkümmerungen (auch wo lebende Pflanzen und Thiere als Nährsubstrate dienen) kommen nach dem Ergebniss sorgfältiger Controlexperimente nur durch schmarotzende Mikroorganismen zu Stande. Nicht uninteressant sind vielleicht an dieser Stelle einige mikroskopische Befunde, welche ich bezüglich der energischen Einwirkung farbiger Mikrokokken auf ihre Nährflächen ermitteln konnte. Ein senkrecht geführter mikroskopischer Schnitt durch eine mit solchem bedeckte Kartoffelfläche zeigte die Kartoffelzellen netzartig von Mikrokokkus-Häufchen umlagert; die durch das Kochen erweichte Intercellularsubstanz ist bis in ihre vierte und fünfte Schicht consumirt und durch Mikrokokkenkörnchen ersetzt. — Geringeren Graden der Consumption entspricht das Verschwinden ursprünglicher Mischungsbestandtheile aus der Nährflüssigkeit. Arbeiten von Lex und Bucholtz haben in dieser Richtung sehr beachtenswerthe Fingerzeige gegeben, denen noch grössere Untersuchungsreihen folgen zu lassen keine besonderen Schwierigkeiten haben kann. Doch sind diese Nachweise partieller Consumption nicht so massgebend wie das Auftreten neuer chemischer Zersetzungsproducte, da sie oft auch bei ganz unbedeutenden Alterationen des Nährmediums zur Beobachtung kommen.

Einen hohen Grad der Umwandlung deutet ausser den besprochenen Symptomen die Sterilisirung der Nährflüssigkeit an in dem Sinne, dass sich der gleiche Organismus nicht noch einmal in ihr entwickeln kann. Absichtlich besprachen wir etwas ausführlicher die Sporenbildung im Heuinfus; es lässt sich der Thatsache, dass die Sporen in ihrer bisherigen Substanz nicht weiter auswachsen, der wichtige Befund anschliessen, dass ein durch solchen Entwicklungsvorgang verarmter Heuaufguss eine wahre Immunität besitzt gegen neue, von einer anderen Cultur herstammende Keime, mit anderen Worten, dass sich entwicklungstüchtige gleichartige Sporen in ihm nicht mehr entwickeln. Ebensoweit reicht die Wirkung der Fäulnissbakterien auf ihre Medien. Eine ganz ausgefaulte durch Filtration von den Bakterienresiduen befreite Flüssigkeit lässt in sich keine frischen Fäulnisskeime aufkommen, ja sie wirkt wie E. Salkowski und der Verfasser bewiesen haben, auf andere sonst zur Ernährung geeignete Medien in der Weise, dass sie dieselben vor Infection durch gleichartige Bakterien schützt. —

Wir finden also die höchsten Grade der Bakterienwirkung, die unbedingte Verwandschaft des Mediums zu seinem Parasiten, dann ausgesprochen, wenn in immer gleich sich gestaltender Weise die Existenzbedingungen des Mediums durch den Typus des Bakterienlebens bis zur Unkenntlichkeit verändert werden, und wenn das Medium nach Ablauf dieses Cyklus seine früheren chemischen Eigenschaften besonders die bakterienernährenden ebenso eingebüsst hat, wie die Mikroorganismen ihr Leben.

3. Die Verminderung und Steigerung der Wechselwirkungen.

Naegeli has zuerst den fruchtbaren Gedanken ausgesprochen, dass die Spaltpilze einer Anpassung oder Acclimatisation in dem Grade fähig sind, dass sie, in verschieden zusammengesetzte Nährflüssigkeiten gebracht, in diesen auch, trotz gleicher Abstammung und gleicher Beschaffenheit, verschiedene Wirkungen ausüben könnten. An jedem Orte seine Natur den neuen Verhältniseen accommodirend würde ein Spaltpilz, auf ein neues Medium gelangend, einer grösseren oder geringeren Zahl von Generationen bedürfen, um allmählig eine immer grössere Alteration desselben hervorzubringen. Auf einen Nährboden, welcher ihm in mittlerem Grade adäquat ist, würde er diejenigen alterirenden Kräfte geltend machen, für welche ihn sein früheres Medium am meisten erzog; in ein Nährsubstrat gelangt, welches ihm von vornherein sehr günstig war, würde er in wenigen Generationen eine Steigerung der Wechselwirkungen bis zur beiderseitigen Vernichtung bewirken. — Leider stellt Naegeli diese Anschauungen nur als Vermuthung hin, als Möglichkeit, die erst noch durch Versuche zu begründen oder zu widerlegen wäre. Mir hat bei den Tausenden von Bakterienversuchen, welche ich im Laufe des Jahres zu machen Gelegenheit hatte, stets diese Frage vorgeschwebt, und ohne damit mehr als eine bescheidene Zustimmung ausdrücken zu wollen, darf ich versichern, dass ich nur wenige Thatsachen kennen lernte, die mit jener Anschauung allenfalls in Widerspruch standen und sehr viele, welche sie ohne Rückhalt zu unterstützen schienen. Unter den früheren sachverständigen Bakterienforschern hat diesen Gedanken Hoffmann bereits angeregt, — er klingt ferner z. B. durch die viel zu wenig geschätzten Versuchsreihen

Billroth's, auf welche wir uns hier mehrfach zu beziehen haben werden, durch, ohne dass meines Wissens der Ausdruck „Anpassung oder Acclimatisation“ ausdrücklich gebraucht wäre. Statt dessen wurde vielfach die Idee einer Formveränderung ohne Weiteres damit in Beziehung gesetzt. —

Um nun die Unbefangenheit bei der Bsprechung einer gesteigerten Wahlverwandschaft nicht zu verlieren, erscheint es von Werth, gleichzeitig stets die Umstände im Auge zu behalten, welche sich zur Lockerung der Beziehungen zwischen Medium und Mikroparasiten geeignet erweisen.

Wir beginnen mit der chemischen Zusammensetzung des ersteren, von deren Wichtigkeit für das Gedeihen der verschiedenen niederen Pilzformen uns einige bereits im ersten Abschnitt vorweg genommene Beispiele einen Begriff gaben. Trotzdem nun frühere Arbeiten von Pasteur, von Billroth, von Lex und spätere von Bergmann, M. Wolff, Bucholtz u. A. sich ausdrücklich die Frage gestellt hatten, „welche Substanzen zum Vortheil oder Schaden gewisser Bakterienarten in den nach einfachen Grundanschauungen zusammengesetzten Nährlösungen fehlen könnten,“ hat man doch bis jetzt zu einer klaren Anschauung über die unumgänglich und nur in zweiter Reihe nothwendigen Substanzen nicht gelangen können. Einige nach sehr umfassender Kenntniss und vielfacher Prüfung auf ganze Gruppen von Mikroparasiten rationell zusammengesetzte Nährlösungen erweisen sich für andere als vollkommen inadäquat, wie beispielsweise die von Cohn angegebene mineralische Lösung. — So besitzen wir eine ganze Masse werthvoller Notizen über die Vortheile und Nachtheile verschieden variirter Nährmedien, aber keine allgemeingültigen Regeln. Auch ist man wohl zu wenig durch den Gedanken geleitet worden, die höheren Grade der Wechselbeziehungen im Auge zu behalten und hat sich mit der Controle des einfachen „Gedeihens“ begnügt. Doch kann als sicher gelten, dass ohne organische Verbindungen, welche Kohlenstoff und Stickstoff enthalten, ohne Phosphor, Kali und Magnesia ein Gedeihen der Mikroorganismen kaum stattfindet, unbedingt aber alle Anpassungen höherer Grade ausgeschlossen sind. Zu den besten Nährstoffen gehört unter den stickstofflosen Substanzen der Zucker, unter den stickstoffhaltigen die den Albuminaten am nächsten stehenden diosmirenden Verbindungen. Statt des Zuckers kann auch Weinsteinsäure resp. Citronensäure eintreten, dagegen sind Oxalsäure, Milchsäure, Essigsäure, Buttersäure ungeeignet. Da das Protoplasma der Spaltpilze auch Schwefel enthält, muss man auch an diesen als für die Nährmedien erforderlich denken, doch scheinen unendlich kleine Mengen davon überall verbreitet zu sein.

Betrachten wir den analytischen Bestrebungen gegenüber nun die, welche sich auf die Synthesis der Nährmedien in dem Sinne richteten, diese in höherem Grade adäquat zu machen, so müssen wir offen eingestehen, dass die erreichten Resultate ganz ungenügend sind. Alle künstlich componirten Lösungen stehen hinsichtlich der Innigkeit der Wahlverwandschaft tiefer, als die von der Natur selbst präparirten organischen Nährsubstrate. Greifen wir hier wieder auf ein recht schlagendes Beispiel zurück, ohne die Masse anderer Erfahrungen, die in Küchen, Präservenanstalten, Weinfabriken etc. gemacht werden, deshalb geringer anzuschlagen. Im Breslauer pflanzenphysiologischen Institut wurden (von Dr. Miflet aus Kiew) sehr umfangreiche Versuchsreihen angestellt, um die Keime aus der Luft verschiedener Laboratorien, Sectionssäle, Kliniken etc. in Nährlösungen aufzufangen. Die Fangapparate waren den früheren von Cohn zu ähnlichem Zwecke benutzten gegenüber in der Weise complicirter, als ausser der schon mehrfach erwähnten Bakteriennährlösung noch eine zehnprocentige Malzextract- und eine einprocentige Fleischextractlösung den Luftströmen ausgesetzt wurden. Es war eine mühevolle Aufgabe, diese beiden Nährmedien frei zu machen von jenen „Keimen", welche sich bei einfacher Brutwärme in ihnen entwickelten. Erst nach 1½ stündigem Kochen im Papin'schen Topf zeigten diese organischen Lösungen durch tagelanges Klarbleiben unter Brutverhältnissen, dass sie von solchen „Keimen" befreit waren. Trotzdem nun bei diesem starken Kochen, also bei einer gewiss recht gewaltsamen Behandlung, die Constitution der Nährflüssigkeiten selbst wohl einigermassen gelitten haben muss, waren sie es nichtsdestoweniger, welche sich den mit dem durchgesogenen Luftstrom ankommenden Keimen gegenüber am adäquatesten erwiesen: in fünf von fünf grossen Versuchsreihen nahmen sie — wie ich mich im Sinne der Experimentatoren ausdrücken muss, — die Keime an, und in vier von fünf Versuchsreihen blieb die künstlich componirte Nährlösung frei.

Die sich hier aufdrängenden Ueberlegungen hinsichtlich der Abiogenesisfrage in die Anmerkungen verweisend, heben wir nur hervor, dass auch die Körpersecrete (Urin, Milch, Galle, Eiter etc.) ähnlich schwer zu sterilisiren sind und nachher doch noch die meisten künstlich componirten Nährmedien an Empfänglichkeit übertreffen.

Ein noch ungünstigeres Prognostikon, als es für unsere synthetischen Bestrebungen durch diese Experimente sich ergiebt, stellt Naegeli den Versuchen, durch Beimischung gewisser Stoffe eine Erhöhung der Leistungsfähigkeit verschiedener Medien zu bewirken. Er findet, dass alle im Wasser löslichen nicht grade zur Ernährung benöthigten Stoffe „das Wachsthum und die Hefewirksamkeit der Pilze durch ihre Anwesenheit schwächen". Auch eine reichliche Vermehrung der Nährstoffe unterstützt uns nicht bei unserem Vorhaben, die Wechselwirkung zu erhöhen. Durch überschüssigen Zusatz von Zucker, der doch unzweifelhaft ein gutes Nahrungsmittel ist, kann man die Vermehrung und Wirksamkeit der thätigsten Bakterien hemmen. — Hiernach hat auch die Feindlichkeit der eigenen Stoffwechselproducte, wie wir sie im vorigen Abschnitt berührten, durchaus nichts Befremdendes mehr; der Alkohol wirkt auf die Gährungspilze, die verschiedenen aromatischen Fäulnissproducte auf die Fäulnissbakterien welche ihre Erzeuger waren, in gewisser Concentration gradezu giftig.

Dem chemischen Gebiet gehören noch die Erfahrungen an, welche man über die Sauerstoffbedürftigkeit der Spaltpilze gemacht hat. Der freie Sauerstoff ist, nach Naegeli's Ansicht, wahrscheinlich nie eigentlicher Nährstoff, aber er befördert ungemein das Wachsthum. Wenn Spross- und Spaltpilze in einem adäquaten Medium angesiedelt sind, können sie ihn ohne Nachtheil, d. h. ohne ihre höheren Leistungen aufzugeben, entbehren. Billroth sah, bei völliger Absperrung der Luft, angepflanzte „Coccobacteria septica“ es nur zur Entwicklung kleinerer Formen von Mono-, Diplo- und Streptobakterien bringen, die bald blass wurden und zerfielen. — Die Luft in einer noch nicht genau festgestellten Rolle sehen wir bei der Entwicklung des Heubacillus auftreten. Dieser merkwürdige Organismus wurde uns bis jetzt in seinen Leistungen bei Luftzutritt bekannt, der ihm durchaus nicht gleichgültig schien; denn seine Leptothrixform zeigte, indem sie Häutchen an der Oberfläche der Heuinfuse bildete, ein unverkennbares Drängen nach der Berührung mit Luft. Wird nun derselbe Organismus zufällig in ein hochadäquates Medium verschleppt, das aber vor jedem Luftzutritt so geschützt ist, dass er sein Sauerstoffbedürfniss darin nicht befriedigen kann, z. B. in hermetisch verschlossene Conservenbüchsen, so ändert er seine

Wirkung total. Die Entwicklung wird aufgehalten, zur Sporenbildung kommt es nicht: — statt dessen tritt eine Steigerung der fermentativen Kraft in der Weise ein, dass Buttersäuregährung entsteht, ein Vorgang, den derselbe Bacillus auch im Contact mit dem Labmagen ausübt und dem bei der Bereitung des Schweizer-Käses dessen eigenthümlicher Geschmack zu verdanken ist. —

Mit diesen Beispielen verlassen wir die chemischen Bestrebungen, eine accomodative Züchtung zu erzielen und wenden uns, zunächst nach sonstigen Eigenschaften der Luft fragend, den physikalischen Bedingungen dieser Aufgabe zu. Der Zutritt atmosphärischer Luft ist, wie Nencki gezeigt hat, von Bedeutung für die Ventilation mancher Bakteriencolonien. Angesammelte Gase, die theils unmittelbar der chemischen Zersetzung, theils den Exhalationen aromatischer Producte ihre Entstehung verdanken, bewirken Hemmungen in der Entwicklung, welche einfach durch ihre Ableitung gehoben werden. — Noch wichtiger wirkt der Zustrom der Luft als ein die Verdunstung beförderndes Moment; da indess ein reichlicher Wasserüberschuss das Ausleben der Mikroorganismen beschleunigt, die Austrocknung dagegen in geringerem Grade zur nachtheiligen Concentration der Medien, im höheren Grade unbedingt zum Uebergang der Spaltpilze in Dauerzustände führt, so kann man von dieser Seite starke Luftzufuhr eher als ein der höheren Accommodation ungünstiges Moment bezeichnen.

In gleichem Sinne wirken mechanische Erschütterungen der Nährflüssigkeiten: das Durchleiten indifferenter Gase, das absichtliche Schütteln der Culturapparate, das Durchrühren ihres Inhalts, selbst das häufige unabsichtliche Hin- und Hertragen derselben. Ich habe mit grosser Regelmässigkeit beobachtet, dass ganz schwach getrübte Nährflüssigkeiten, in denen ich durch Schütteln die Bakterien besser vertheilen wollte, wieder klar wurden und viel langsamer züchteten, als unberührte, die sonst unter ganz gleichen Bedingungen standen. In Fleischwassermischungen wird durch Umrühren in den ersten drei Tagen die Bakterienvermehrung und -Vertheilung anscheinend gefördert; setzt man jedoch dieses Umrühren immer weiter fort, so bleibt eine solche Colonie hinter anderen gleichnamigen und gleichaltrigen entschieden zurück. Aehnliche Beobachtungen sind, wie ich mich deutlich entsinne, schon publicirt worden, wenn ich nicht irre von Horvath.

Es wäre eine höchst dankbare Arbeit, die züchtende Kraft, welche die Aussentemperatur auf Bakterienculturen ausübt, zu beschreiben. Wir entbehren tüchtiger Publicationen über diese Verhältnisse nicht (Naegeli, Eidam, Horvath, Billroth, M. Wolff); meistens jedoch entsprangen dieselben der Fragestellung, „welche Temperaturen die Bakterien tödten". — Man ist auf diesem Wege zu sehr überraschenden Werthen gelangt; +130—150° C. und —87½° C. haben sich mehrfach als nicht ausreichend zur Erfüllung dieses Zweckes erwiesen; Naegeli erklärt die Tödtung der „Infectionsbakterien" wenn sie nicht benetzt werden können, für unmöglich. Viele Irrthümer in der Abiogenesisfrage sind durch Vernachlässigung der enormen Widerstandskraft der Bakterien gegen Temperatureinflüsse entstanden. Indess gelten die meisten dieser Ermittelungen für ein Object, das uns hier nur in zweiter Reihe interessirt: für die Dauerzustände, speciell für die Sporen. — Im genaueren Anschluss an unsere Frage sind die Lebensverhältnisse des Bacterium Termo von Eidam in musterhafter Weise untersucht worden: bei 5½° C. beginnt eine sehr langsame Vermehrung dieses Mikroorganismus; — Temperaturen von 30—35° C. sind die günstigsten für seine rasche Vermehrung; — bei 40° C. und mehr in continuirlicher Einwirkung tritt bei Aufhören der Vermehrungsfähigkeit ein Zustand der Wärmestarre ein; dreistündiges Erwärmen auf 50° genügt, um das in einer Nährflüssigkeit gleichmässig vertheilte Bacterium Termo zu tödten. Aehnliche Ergebnisse erhielt ich für den in sonstigen Beziehungen so grundverschiedenen Micrococcus prodigiosus: In einer Zimmerwärme von 10—12° gedeihen die blutrothen Culturen nur dürftig: 60 Stunden ca. waren nöthig, um eine Stärke derselben hervorzubringen, die im Brutkasten mit 32° C. bereits in 36 Stunden (und dann noch immer gleichmässiger und üppiger) erreicht wurde; + 30—37½° C. garantirten die günstigsten Entwicklungsbedingungen; — bei 55—60° stellten die Culturen ihre Entwicklung ein, conservirten jedoch die Coccen in der Weise, dass diese noch fortpflanzungsfähig und übertragbar waren; zwischen 75°—80° C. lag die Tödtungstemperatur, so dass derartig etwa 10 Min. lang erhitzte Culturen keine Ansteckung frischer Nährsubstrate mehr erzielten. — Wenn wir im Anschluss hieran noch an die im ersten Abschnitt erwähnten Verzögerungsresultate, die Samuel bei den Organismen der Fleischfäulniss durch Temperaturherabsetzung erreichte, erinnern und eine Reihe bakteriologischer Notizen in Uebereinstimmung mit den oben angezogenen Versuchsreihen finden, so glauben wir eine für unsere Betrachtung ausreichende Vorstellung von den begünstigenden und schädlichen Wirkungen der Aussentemperatur gegeben zu haben.

Die Wirkungen der Elektricität sind nach einer ganz neuerdings erschienenen Arbeit lediglich hemmende; wenigstens steht fest, dass eine galvanische Batterie von fünf kräftigen Elementen die in einer Nährflüssigkeit vertheilten Bakterien innerhalb 24 Stunden vollständig tödtete, — und dass in einer Mikrokokken-Kartoffelcultur beide Elektroden in ihrer Umgebung das Gedeihen der Organismen beeinträchtigten, die

+Elektrode in weit stärkerem Masse als die des anderen Poles. Bei sehr kräftigem Strom entwickelten sich die angesiedelten Mikrokokken garnicht, so dass die Fläche der gekochten Kartoffel, ihr im höchsten Sinne adäquates Medium, ihnen durch die elektrolytische Wirkung des Stromes vollkommen feindlich geworden war.

In Summa lässt sich sagen, dass wir in den Verschiedenheiten der chemischen Zusammensetzung der Medien (die allerdings als organische unsrer Kenntniss noch zu einem guten Theil nicht erschlossen sind) und in den physikalischen Verhältnissen (welche wir mit grösserer Sicherheit und Eigenmächtigkeit variiren können), nicht unbedeutende Handhaben besitzen, die Grade der Wahlverwandschaft zu verändern. — Ueberwiegend aber sehen wir uns mit diesem Bestreben an das Eigenleben der Mikroorganismen verwiesen, an jene dunklere Seite der Wechselwirkungen, die für uns — in noch viel höherem Grade als die rein chemische — Erscheinung und auf die Fragen, die wir in unserer Sprache thun, stumm bleibt. — Dies darf uns selbstverständlich nicht entmuthigen, solche Fragen zu wiederholen und die Erscheinungen mit dankbarer Vorsicht zu sammeln. —

Hauptsache ist, dass wir uns auch bei diesem Vornehmen nicht von geringen, gewissermassen abortiven Leistungen der Mikroorganismen imponiren lassen. Freilich kann ich aus einer Menschen- oder Thier- oder Pflanzenleiche die daran befindlichen Organismen entnehmen und sie in ein mässig adäquates Medium, z. B. Hausenblasengallerte oder dergl. verpflanzen. Hier kann sich eine mässige Vermehrung entwickeln, ich lege eine neue Cultur an und wenn diese Gallerte recht gut zusammengesetzt war, erhalte ich mit der Zeit einen allmählig diesem Nährsubstrat adäquat gezüchteten Organismus. Aber bereits der Umstand, dass dieser Parasit nie einen weiteren Entwicklungsgang durchmachte, als bis zur Conservirung seiner Uebertragungsfähigkeit, dass er nie einen Typus — noch viel weniger einen Cyklus — unter diesen Lebensbedingungen andeutete, legt mir die Verpflichtung nahe, das Medium genau zu untersuchen und mich zu überzeugen, ob denn in ihm irgend welche Phänomene auf eine vervollkommnende Züchtung hindeuten. Ist dies nicht der Fall, so ergiebt sich mit Sicherheit der Schluss, dass sich der Organismus in dem Sinne accommodirt haben wird, dass er, der früher ein Leichenparasit war, nun ein Hausenblasengallertparasit geworden ist, der in einem mässig adäquaten Medium eine kümmerliche Fortpflanzung fristet, und von dem es mehr als zweifelhaft ist, ob er durch allmälige Anzüchtung in einem besseren Medium noch überhaupt zu höheren Leistungen angeregt werden kann. Wieviel mehr würde man von ihm erwarten dürfen, wenn man ihn aus der frischen Leiche auf einen lebendigen Thierkörper derselben Gattung übertragen hätte! — Es wäre ein Fehler, grösser als derjenige, welchen wir bisher in unserer Darstellung durch die stricte Beschränkung derselben auf rein bakteriologische Verhältnisse vermieden, wollten wir dem Leser nicht gerade an dieser Stelle die Davaine'schen und ähnliche Versuche über die Zunahme der Wechselwirkung bei Sepsis und Milzbrandimpfungen in's Gedächtniss zurückrufen.

In einer Uebereinstimmung, welche man auf anderen Gebieten dieses schwierigen Thema's nur selten finden mag, lehren Versuchsreihen mit Mikroorganismen jeder Art, dass die Uebertragungen von einer Cultur auf ein neues Medium um so leichter gelingen, als man der Cultur stets die ansehnlichsten Exemplare in der lebhaftesten Entwicklungsperiode entnahm und die Medien — etwa den im Vorabschnitte erörterten Anschauungen nach — immer gleich zweckmässig auswählte und behandelte. Wer unter solchen Versuchsbedingungen eine Zeitlang gearbeitet hat, dem entgeht es nicht, dass die Incubationszeiten, während deren der übertragene Keim zu ruhen scheint, sich allmählig immer mehr verkürzen, dass die Höhe der Entwicklung schneller erreicht wird, und dass in immer schnellerer Folge die Generationen der Mikroorganismen einander oder — wo eine Fruchtfolge verschiedener Organismen stattfindet — dem Nachfolger Platz machen. So wird, wie ich dies geeigneten Ortes ausführlicher dargelegt habe, der Micrococcus prodigiosus nach einer gewissen Zeit des Bestehens verdrängt durch eine Stäbchenform, ganz ähnlich dem Bacterium Termo, welche den schönen blutrothen Ueberzug der Kartoffelflächen durch eine gelbliche, schmierig-klebrige Schicht ersetzt. Als ich nach einiger Mühe die schönsten Culturen gezüchtet hatte, konnte ich mich ihrer am wenigsten erfreuen, da sie sich viel geringere Zeit erhielten, als weniger gute. Der Nachfolger fand sich schnell ein und verdrängte die früheren Besitzer, die immer williger erschienen, ihren eigenen Entwicklungsgang abzuschliessen und den Platz zu räumen. — Eine nicht minder auffällige Erscheinung ist die Steigerung der Infectionsfähigkeit in dem Sinne, dass auf der Höhe der Entwicklung die unabsichtlichsten Berührungen hinreichen, um eine Uebertragung der Keime zu bewirken. Wer mit Keimen, welche einige Zeit in einem weniger adäquaten Medium oder im Sporenzustande conservirt wurden, Uebertragungs- und Züchtungsversuche zu machen beginnt, der hat oft recht geschickte Manipulationen nöthig, um seine neuen Culturen zum Gedeihen zu bringen. Ist aber einmal das adäquateste Medium gefunden und wird auf diesem fortgezüchtet, so muss man die höchste Vorsicht anwenden, um nicht mit den anscheinend gereinigten Instrumenten etc. in die Nähe eines noch nicht inficirten aber mit dem Medium bereits gefüllten Culturapparats zu kommen. Unbewusste und und unbeabsichtigte Infectionen, die unter dem noch bereit stehenden Material weit um sich greifende Epidemien veranlassen, sind die unausbleiblichen Folgen der durch accommodative Züchtung gesteigerten Wahlverwandtschaft.

Hierbei muss das Active des Vorgangs im Mikroorganismus liegen; denn die Nährmedien waren ja von Anfang an gleich. Der gezüchtete Mikroorganismus wird auf diese Weise stark genug, dass in dem — wie man unrichtig sagt — durchseuchten Laboratorium von den präparirten Medien ohne äusserste Vorsicht kein kleinster Theil seinen eigenen Lebens- oder Zerfallsbedingungen gehorchen kann, sondern dass alle den Existenzbedingungen folgen müssen, welche sich aus der typischen Entwicklung des Organismus ergeben. Aber ein so gekräftigter Mikroorganismus vermag noch mehr. Er findet Aufnahme und Verbreitung auf Nährsubstraten, welche ihm früher nur in geringem Grade adäquat waren, oder ihm sogar widerstanden. Man schleppe einen farbigen Mikrokokkus in eine Haushaltung ein, züchte ihn eine Zeitlang auf Milch oder kalten gekochten Kartoffeln, und man wird erstaunen, auf wie heterogenen Speiseresten und Compositionen er schliesslich üppig gedeiht. Man wird unter den letzteren bei Wiederholung des Versuches stets mehrere ausfindig machen, durch deren Vermittelung eine anfängliche Importation nie möglich gewesen wäre.

Für eine solche Neuerwerbung adäquater Medien hat man mehrere Gründe geltend gemacht. Naegeli legt besonderes Gewicht auf die Zahl, in welcher der Mikroorganismus auf ein neues Anfangs noch ungefüges Medium importirt wird. Koch erklärt als oberste Bedingung, unter welcher eine gesteigerte Infectionsfähigkeit sich entwickelt, die Reinheit der Organismen. Dies beides mag für die gesteigerte Accommodation auf gleichen oder wenig unähnlichen Medien zutreffen. Bei der Besitzergreifung eines weniger adäquaten Substrats scheint mir jedoch ein anderer Umstand von entscheidender Bedeutung, der nämlich, wieviel Substanz aus der alten Colonie dem zur Uebersiedelung daraus entnommenen Mikroorganismus adhärirt. Es ist eine einfache — aber leider noch keineswegs begriffene oder wenigstens immer wieder vergessene — physikalische Thatsache, dass man kleinste Körperchen wie die Bakterien, durch kein mechanisches Mittel von einem adhärenten Flüssigkeitsmantel befreien kann, ausser dadurch, dass man sie lufttrocken macht, wodurch sie zwar statt des Flüssigkeitsmantels einen Luftmantel bekommen, aber bei einigermassen zartem Bau gleichzeitig ihren inneren Wassergehalt und dadurch in den meisten Fällen ihre Wirksamkeit verlieren. Selbst die Sporen mussten wir uns von einer öligen oder Schleimhülle umgeben denken. Dieser Flüssigkeitsmantel nun wird, da doch nie ein einzelner Mikroorganismus verimpft werden kann, bei mehreren immer eine Ladung Proviant, eine Art Nahrungsdotter vorstellen, von dem sie im Anfang noch zehren können. Ist das neue Medium dem übertragenen ganz unähnlich, bildet sich gar kein Ansatz zu einem Gemenge beider aus, so findet die neue Generation von Organismen keine weiteren Lebensbedingungen vor; sie involvirt sich oder stirbt. Stehen sich aber die nächsten Schichten der neuen und das übertragene Partikel der alten Nährsubstanz chemisch und physikalisch einigermassen nahe, so ergreift der inzwischen bereits etwas accommodirte Organismus von dem neuen Gebiet Besitz, indem er es je nach dem Grade des Adäquatseins blos als primitiver Parasit bewohnt oder es sich vollkommen unterwirft und nach einer grösseren oder geringeren Zahl von Generationen seine Lebensgesetze für beide Theile zur Geltung bringt. Eine solche

Aenderung der gegenseitigen Wechselbeziehungen wird an den Umgestaltungen des Mediums und aus dem cyklischen Ablauf des Bakterienlebens in ihm einer aufmerksamen Beobachtung nicht entgehen können.

Eine physiologische Steigerung der gegenseitigen Wirkungen halten wir hiernach für constatirt. Es ist, wie bereits erwähnt, wiederholt die Frage aufgeworfen worden, ob diesen functionellen Aenderungen auch eine formative Metamorphose entspreche. Passt sich, mit anderen Worten, auch die Gestalt der Mikroorganismen ihren verschlechterten oder verbesserten Lebensbedingungen an? — Auch dieser Punkt kann kein Gegenstand des Glaubens sein, aber seine Feststellung, die man vor fünfzehn Jahren für leicht möglich hielt, ist heute ein Object der mühsamsten Arbeiten. Es handelt sich darum, für jede bekannt werdende Form den vollen Entwicklungskreis herzustellen und bei dieser Arbeit sich nicht von dem Stichwort „Speciesunterschiede" auf der einen und „Polymorphismus" auf der anderen geniren zu lassen.

Indem wir, zum besseren Ueberblick und um bei den weiteren Darlegungen darauf Bezug nehmen zu können, die über die Wechselbeziehungen der Mikroorganismen und ihrer Medien gewonnenen Anschauungen summarisch zusammenfassen, will uns fast ein Zagen überkommen bei dem Gedanken, wer wohl eigentlich zu einer Formulirung solcher Erfahrungen competent gewesen wäre. Mit welchen Bergen von thatsächlichem Material hätten Fachleute wie F. Cohn oder Naegeli die hier zu vertretenden Sätze gestützt! Indess hat mich gerade des Letzteren in vieler Beziehung nicht hoch genug zu schätzendes Buch darüber belehrt, dass, wer eine Waffe nöthig hat, ihren Verfertiger nicht zum Fechter bestellen soll. Die klinische Erfahrung ist in erster Reihe zum Begreifen von Krankheiten, also auch von Infectionskrankheiten berufen. Ihr Rüstzeug dazu, soweit es sich aus physikalischen, chemischen, histologischen Hilfsmitteln zusammensetzt, hat sie keinen Anstand genommen selbst zu handhaben, in nur relativer Abhängigkeit von den bezüglichen Fachwissenschaften. Es lässt sich kein Grund dafür erfinden, sich irgend einer Specialwissenschaft gegenüber anders, also passiv zu verhalten, wo es sich um Anschauungen über klinische Processe handelt. Hiernach erscheint es entschuldbarer, auf Krücken vor die Thür des Botanikers zu gehen und ihn persönlich um das zu bitten was wir brauchen, als zu Hause zu bleiben und ihm zuzumuthen, dass er uns sein ganzes Magazin vor's Haus fahre und sich, weil wir in der Eile nicht gleich finden was wir wünschen, noch Undank gefallen lasse. In der Absicht also durch Anderer Arbeit und durch eigene die Basis dieser Anschauungen zu verbreitern, aber auch mit der festen Ueberzeugung in ihnen nichts gediegneren und umfassenderen Bakterienerfahrungen Widersprechendes zu behaupten, formulire ich die vorangegangenen Erörterungen kurz wie folgt:

1) Es kann zwar kein Mikroorganismus ganz ohne Beziehungen zu dem Nährsubstrat, auf dem er gefunden wird, gedacht werden. Aber diese Beziehungen sind unendlich sich abstufende. Von dem primitiven Parasitismus niedrigsten Grades bis zur explosiven, die gegenseitige Vernichtung bedingenden Wechselwirkung besteht eine wahrscheinlich lückenlose Reihenfolge, in welcher uns bisher nur wenige Etappen bekannt sind.
2) Aus der Phänomenologie der Mikroorganismen können wir nur mit Vorsicht Schlüsse auf die Veränderungen des Mediums machen; speciell begründet

das blosse Dasein der Organismen, etwaige Bewegungen, die sie ausführen, und eine geringe Fortpflanzungsthätigkeit, die sie entfalten, diese Schlüsse noch in keiner Weise. Dagegen dürfen aus der Erreichung gewisser Entwicklungsstufen und aus der compakten Massenzunahme der Organismen, noch mehr aus der Gesetzmässigkeit, mit welcher sie ihren ganzen Lebenslauf typisch oder gar cyklisch in einem Medium durchmachen, derartige Schlüsse wohl abgeleitet werden.

3) Der Grad der Veränderungen, welche das Medium durch den Organismus erleidet, kann als Thatsache nur durch Untersuchung des Mediums selbst festgestellt werden. Während Aenderungen der Farbe, Transparenz, Consistenz nicht eindeutig sind, unterscheiden sich Medien, auf welche Mikroorganismen stark wirken, von anderen, in denen diese Wirkungen bei sonstiger Gleichartigkeit nicht stattfinden, physikalisch besonders dadurch, dass sie eine Eigentemperatur besitzen.

4) Tiefgreifende chemische Aenderungen, die speciell unter der Gestalt ganz eigenartiger Zersetzungsproducte hervortreten, bieten die besten Anhaltspunkte für die Beurtheilung des Grades dar, in welchem eine Beeinflussung des Mediums stattgefunden. Ebenso lassen sich die verschiedenen Consumptionserscheinungen als solche Beweise verwerthen. Unter diesen ist die gegen die nochmalige Einwirkung desselben Organismus erworbene Immunität der Medien von Interesse.

5) Zu einem Theil beherrschen wir die Bedingungen, unter welchen sich die Wechselwirkungen zwischen Mikroorganismus und Nährsubstrat steigern. Zwar

erreichen die künstlich auf chemischem Wege hergestellten Medien nicht den Grad der Affinität, welchen organische, z. Th. in ihrer Zusammensetzung noch nicht genügend bekannte Medien besitzen. Doch sind uns die Folgen des veränderten Luft- und Wasserzutritts, der Ruhe und Bewegung, der Aussentemperaturen soweit bekannt, dass wir sie bei unseren Cultur- und Züchtungsexperimenten benutzen können.

6) Das Resultat der accommodativen Züchtung prägt sich aber vorwiegend in einer Erhöhung der Leistungen des Mikroorganismus selbst aus. Er ergreift, längere Zeit in den besten Medien gezüchtet, dieselben immer lebhafter, indem er rascher sichtbar wird, das Medium schneller consumirt und seinen Entwicklungsgang beschleunigter vollendet. Dabei steckt er auf der Höhe seiner Entwicklung immer lebhafter an, und zwar nicht nur die bisherigen in höherem Sinne adäquaten Medien, sondern auch solche von ursprünglich niederer Wahlverwandschaft. Kommt in ersterem Falle mehr seine Reinheit, so kommen im letzteren (neben der Zahl) wahrscheinlich die schlechthin adhärenten Theile des alten Mediums in Betracht.

7) Ob neben der physiologischen Anpassung auch formative Metamorphosen stattfinden (selbstverständlich nur innerhalb des Formenkreises derselben Art, zunächst der Spaltpilze) ist eine noch offene Frage.

II. Der menschliche Körper als Nährsubstrat verschiedener Mikroorganismen.

4. Das Finden von Mikroorganismen in der Leiche und am Lebenden.

Wenn man die Dreistigkeit hätte, der pathologischen Anatomie einen Vorwurf zu machen, so wäre es der, dass sie den Befund einiger ohne jede Krankheit, also etwa durch Unglücksfälle Verstorbener, soweit sich dieser Befund auf Mikroorganismen bezieht, noch nicht zur allgemeinen Kenntniss gebracht hat. Während man an einer Reihe derartiger Obductionsprotocolle, die sich etwa auf Sectionen 1 Min. post mortem, 1 Stunde, 6 Stunden, 24 Stunden u. s. w. p. m. erstreckten, einen sehr werthvollen Anhalt über die Frage besässe, „welche mikroparasitären Befunde wir abgesehen von jeder Krankheit als einfache Folge des Leichenzustandes von verschiedener Dauer stets zu erwarten haben," — erhebt man jetzt Untersuchungen auf das Vorkommen von Bakterien in Leichen mit Voraussetzungen, die nicht genug bewundert werden können — und andererseits mit merkwürdiger Voraussetzungslosigkeit, mit Ignorirung der Thatsache nämlich, dass so viele Organe, die Mundhöhle, die ersten Luftwege, dass beziehungsweise die Scheide, dass vor allem die Därme stets

Unmassen von Bakterien beherbergen! — Mit diesen doch wohl unläugbaren Facten steht die Frage ganz ausser Beziehung, ob etwa bereits durch den ganzen lebenden Körper, also im Blute Mikroorganismen verbreitet seien, oder ob in Béchamp's Hypothese etwas Richtiges liege, nach welcher sich aus absterbenden Zellen schon während des Lebens „Mikrozymen" bilden sollen.

Wir wollen es zunächst mit den Leichen ganz allein zu thun haben, und es kann nicht, sondern es muss zugegeben werden, dass in jeder Leiche mehrere bedeutende Reservoirs von fortpflanzungsfähigen Organismen vorhanden sind, welche die ausgesprochene Tendenz haben, sich in die ihnen mit dem Augenblick des Todes widerstandslos preisgegebenen adäquaten Medien zu verbreiten. Wie adäquat diese Medien sich erweisen, lehrt der Erfolg; hält nicht eine sehr niedrige Aussentemperatur sie auf, handelt es sich also beispielsweise um eine Sommerleiche, so sind die Mikroorganismen in wenigen Stunden bereits überall. Ja, es lässt sich beweiskräftig behaupten, dass wir die Schnelligkeit dieser Besitzergreifung weit unterschätzen. Als Billroth sich die Mühe machte, frisch und mit Schnelligkeit bald nach dem Tode abgetrennte Leichentheile in Paraffin einzuschmelzen, wurde dem nachherigen Bakterienbefunde der Einwurf entgegengebracht, „das Paraffin habe ja Sprünge bekommen; so seien aus der Luft Keime in die eingeschmolzenen Theile gelangt." Als Tiegel in gleicher Weise Glas wählte, welches keine Sprünge bekam, waren ebenfalls trotz alledem zahlreiche Mikroorganismen in den eingeschmolzenen Theilen vorhanden. Lehrreich nach dieser Richtung ist auch eine Untersuchungsreihe von Lewis in Calcutta, welcher bei erstickten Mäusen merkwürdige Stäbchenbakterien antraf und gern beweisen wollte, dass dieselben durch den Vorgang der Erstickung im Blute entständen.

Immer waren die Stäbchen nach dem Tode da; welche Schlussfolgerung gestattet aber eine solche Leichenerscheinung, wenn zwischen der Tödtung und der Erhebung des Befundes die Cadaver nicht vor ihren eigenen Darmbakterien sicher gestellt wurden. Bei so kleinen Thieren ist vielleicht das von Koch angewandte sofortige Einlegen in absoluten Alkohol zuverlässig; für grössere Cadaver, wie ganz allgemein bekannt, sind es nur die energischsten Präservations- und Bakterientödtungsmethoden. — Es ist also unbedingt zuzugeben, dass an mehreren Stellen menschlicher Leichen sich viele Millionen Mikroorganismen finden, dass deren allgemeinere Verbreitung rein von der Zeitlänge resp. der Energie abhängt, in welcher die Zersetzungsbedingungen sich entfalten konnten, und dass es keine einzige Leiche giebt, auf welche diese Sätze nicht zuträfen.

Nun fragt sich: „sind diese unfehlbaren Mikroorganismen in der Leiche irgendwie besonders charakterisirt, so dass man sie von etwaigen Nichtleichenbakterien unterscheiden kann?" — Diese Frage geht nothwendig der zweiten vorauf, „ob einige Nichtleichenbakterien so auffällig sind, dass sie als solche zu erkennen sind?"

Für die erste Frage behilft man sich mit der Antwort: es handle sich doch wohl im Ganzen um dieselben Formen, die bei der Fäulniss auftreten, oder man macht die Voraussetzung, dass die in den Geweben vorauszusetzenden Leichenorganismen sämmtlich den Koth- und Darmbakterien identisch sein müssten. Nun existirt aber, wovon man sich leicht überzeugen kann, unter den Kothbakterien eine ungeheure Mannigfaltigkeit der Formen; und dass bei den verschiedenen Arten und Stufen der Fäulniss eine verwirrende Variabilität der Mikroorganismen auftritt, ist allgemein zugestanden. Dazu kommt, dass der Leichnam nicht blos unmittelbar nach dem

Tode für die Mikroorganismen in hohem Grade adäquates Medium ist, sondern es immer mehr wird. Der Sauerstoffmangel ist für spätere Generationen vermöge der Anpassung kein Hinderniss mehr, der im faulenden Blute reichlich vorhandene Zucker kommt ihnen in immer stärkerer Weise zu Gute, in gleicher Weise wird ihnen die Muskelsubstanz, die während der Starreperiode vielleicht geringerer Beziehungen fähig war, nach dem Aufhören derselben immer adäquater. Alle diese Raisonnements stehen aber an Werth weit zurück hinter der Thatsache, dass über unverfängliche Leichen gesammelte Notizen eine übergrosse Menge von Spaltpilzformen constatiren. Billroth stellte für Hunde, die auf verschiedene Weise getödtet waren und verschieden lange Zeit bei kühlerer oder wärmerer Temperatur gelegen hatten, fest, dass wie für zahlreiche andere Formen, so für das Auftreten der Coccobakteria septica lediglich der Grad der Verwesung der massgebende Factor war, nicht aber die vorher mit den Thieren vorgenommenen Manipulationen resp. die septischen Infectionen, denen man sie unterworfen hatte. Dass Untersuchungen an menschlichen Leichen auf diesen Punkt nicht vorliegen, kann man nur nochmals lebhaft beklagen. Die erste Frage beantwortet sich also in der Weise, dass wir bis jetzt von keinem uns demonstrirten Mikroorganismus mit Sicherheit sagen können: er komme in den Leichen ohne Krankheit Verstorbener nicht vor.

Die zweite Frage, ob für einige Nichtleichenmikroorganismen so scharfe Merkmale bestehen, dass man sie auch in der Leiche noch von den Parasiten der Verwesung unterscheiden kann, erfreut sich einer etwas günstigeren Beantwortung. Dieselbe nimmt ihr Beweismaterial jedoch viel schwieriger von der Form des einzelnen Mikroorganismus her, als von dessen Colonien in toto, von dem Zusammenvorkommen in Heerden. So deutete Rindfleisch 1866 die von ihm bei puerperalen Processen und Pyämie gefundenen kleinen Abscesse im Herzen und anderen Muskeln als einen jenen Krankheitszuständen zugehörigen Befund und setzte die in diesen Heerden gefundenen Mikroorganismen ebenfalls mit der Krankheit in Beziehung; so fanden Waldeyer und v. Recklinghausen zuerst die miliaren Eiterheerde bei Typhus und Pyämie und wiesen dann die in ihnen enthaltenen wenig charakteristischen, aber ihrer Natur nach unzweifelhaften Parasiten nach. So wurden abscessähnliche Befunde in den Nieren und anderen Organen als Bakteriencolonien kenntlich. Auch diejenigen Befunde, in welchen ein bestimmtes Organ, so die Milz, die Nieren, die Lymphdrüsen als Colonie erkannt wurde, die ganz durchsetzt war mit Organismen, erscheinen dann als respectable Residuen einer Mikroorganismenkrankheit, wenn die klinischen Krankheitsbilder dazu geliefert waren, und man durfte weniger ängstlich in solchen Fällen auf ganz charakteristische und in der Leiche eo ipso ausgeschlossene Formen halten.

Viel rigoröser aber muss diese Pointe aufrecht erhalten werden, wenn eine localisirte Colonie nicht mehr zum Beweise mithilft, wenn ein diffuser Fund von Mikroorganismen als wichtiger Leichenbefund gelten soll. Finde ich gleiche oder ähnliche Organismen im Blute, in der Hirnventrikel- und Herzbeutelflüssigkeit, in verschiedenen soliden Geweben, so muss ich eine einspruchsfrei charakteristische, in der Leiche unmögliche Form an ihnen nachweisen, um wahrscheinlich zu machen, dass sie Residuen einer Krankheit und nicht eingewanderte Leichenbakterien sind. Hier fühlt man schon die Nothwendigkeit, auf die Krankheitserscheinungen zurückzugreifen und zu fragen, ob in ihnen sich Anhaltspunkte für eine Alteration grade dieser Säfte, Gewebe und Organe darbieten. Ist dies der Fall, wie z. B. bei Septicaemie im Blute, bei Pyelonephritis in der Niere, bei Puerperalprocessen in den Nachbarorganen des Uterus, so darf ich vermuthen, dass die gefundenen Mikroorganismen Residuen der Krankheitsprocesse sind und mit diesem zusammenhängen. Der Einspruch jedoch, dass diese Formen erst mit dem Tode ihren Weg grade in diese ihrer Widerstandskraft beraubten Gewebe gefunden haben, würde wie gesagt erst ganz beiseitigt sein, wenn ein primäres Vorhandensein dieser Formen im Darminhalt etc. ausgeschlossen ist.

Wir finden also den pathologischen Anatomen drei sich ergänzenden Aufgaben gegenüber, wenn er der parasitären Krankheitstheorie Dienste leisten will:

1) kann er Heerde, deren Zusammensetzung aus Mikroorganismen er mikroskopisch erweist, mit einiger Sicherheit als Residuen von Krankheiten ansprechen, welche eine Beziehung zu Mikroparasiten haben, auch wenn die im Heerde gefundenen Organismen nicht absolut charakterisirt sind;
2) kann er von Geweben und Organen, die er mit Mikroorganismen durchsetzt findet, den Schluss machen, dass hier ebenfalls Andeutungen eines Herganges vorliegen, der nicht nothwendig als Leichenerscheinung aufgefasst werden muss, sondern dann als Residuum einer Krankheit gelten darf, wenn die mikroskopirten Organismen in den betreffenden Körpertheilen der an dieser Krankheit nicht Verstorbenen nicht vorkommen;
3) Fordern sehr auffällige und von dem Befunde anderer Sectionen abweichende Verbreitungen von Mikroorganismen eine Untersuchung darüber heraus, ob die letzteren eine von allen Leichenparasiten abweichende

Form haben. Fällt diese positiv aus, und widersprechen die Krankheitsbeobachtungen einer solchen Annahme nicht, so würde sich die pathologisch-anatomische Hypothese rechtfertigen, dass hier ein besonders geformter Mikroorganismus als Krankheitsresiduum anzusprechen sei.

Man darf von gar keinem anderen Resultat, als der relativen Verificirung eines Krankheitsresiduums sprechen; denn etwas anderes als Krankheitsresiduen sieht der pathologische Anatom nicht vor sich, und seine Aufgabe ist da, wo diese so schwer wie im vorliegenden Falle von Leichenerscheinungen zu unterscheiden sind, schon schwer genug. Eine entscheidende Stimme über die Entstehung und den Verlauf der Krankheiten erwarb sich die pathologische Anatomie erst damals, als sie den morphologischen und den Entwicklungsvorgängen der Zelle und der Gewebe um 300mal näher trat. Dass die mit der Weiterführung dieser Leistungen beschäftigten pathologischen Anatomen ihre Aufgaben gegenüber den Leichenmikroorganismen kaum anders auffassen — wenigstens in keinem wichtigen Punkt — als sie eben kurz ausgedrückt wurden, lehrt die vorsichtige und diskrete Betheiligung der meisten, auch sehr bedeutender pathologischer Anatomen an der Mikroparasitenfrage.

Indess existirt zweifellos noch ein anderer Weg, der Bedeutung der im Cadaver gefundenen Mikroparasiten näher zu treten, der Weg des pathologischen Experiments. Es lässt sich absolut nichts dagegen einwenden, dass man versuche, muthmasslich wirksame Mikroorganismen auf lebende Nährsubstrate zu übertragen, dass man zusehe, ob sich an ihnen Erscheinungen ausbilden, denen analog, welchen der nach der Hypothese an einer parasitären Krankheit Verstorbene erlag, und dass man endlich durch diese zweite Section oder weit besser durch ein entsprechend vorbereitetes Dutzend von Sectionen die unanfechtbare Uebereinstimmung aller dieser Voraussetzungen klarlege. Der Schwierigkeiten dieser Aufgabe muss sich ein Forscher, der ihr seine Arbeitskraft widmet, bewusst sein; wenigstens soweit dass er sich fragt:

Wo nimmst Du die zur Uebertragung nöthigen Mikroorganismen und wo nimmst Du die empfänglichen Medien her?

Sind Dir auch alle eventuell zu erwartenden Krankheitserscheinungen geläufig?

Wirst Du der Versuchung entgehen, die im Leben und im Cadaver sich darbietenden Befunde im Dienste der Hypothese zu deuteln?

Unüberwindlich sind diese enormen Erschwerungen des pathologischen Experiments nicht; wir werden mit Genugthuung Resultate desselben in einem späteren Abschnitt anzuführen haben.

Nur eines Punktes haben wir bezüglich der in Leichen gefundenen Mikroorganismen noch zu gedenken, dessen nämlich, welchen Werth wir denn nun den wirklich als Krankheitsresiduen sicher anzusprechenden Formen beilegen sollen? — Man hat gesagt: „Ueber die constant in Leichen vorzufindenden Organismen ist garnicht zu reden, denn es habe ja Niemand nachgewiesen oder nur behauptet, dass diese spontan oder regelmässig vorhandenen Organismen jemals als Krankheitserreger wirken." — Dieser Ausspruch hat mich tief betroffen gemacht. Werden denn nicht die Semmelweiss'schen Enthüllungen heuzutage von allen Gebärhausdirectoren zum Ausgangspunkt gewisser Verbote gemacht? War es denn ein Märchen, dass ein Commilitone auf den Secirsaal sich mit dem an einem Erhenkten gebrauchten Secirmesser inficirte und daran zu Grunde ging? Waren die dutzendweisen Berichte, in welchen bei ähnlichen Vorkommnissen der Befund einer Sepsis im gewöhnlichen Sinne an den in Betracht kommenden Leichen mit Sicherheit ausgeschlossen war, platte Lügen? — Mit einem Worte: giebt es keine Leichenvergiftung oder ist sie nur durch Leichen möglich, die an irgend welchen bestimmten Krankheiten starben? — Bevor diese letztere Frage positiv bejaht ist, werden wohl Viele mit mir der Meinung sein, dass in der That diese „in Leichen jeder Art" vorhandenen Mikroorganismen sehr wohl als Krankheitserreger wirken können. Ob sie es in höherem oder geringerem Grade thun, als andere nur zeitweilig vorhandene Parasiten, wird unsere Schlussbetrachtung lehren. —

Für jetzt genügt es, in Bezug auf beide Kategorien an unsere Kriterien der Wechselbeziehung zu erinnern. Das blosse Demonstriren des Vorhandenseins, etwaige Bewegungserscheinungen, eine mässige Fortpflanzungsfähigkeit sind kein Beweis tieferer Alteration des Mediums. Dass in der Leiche sich alle übrigen Beweise höherer Wechselwirkungen bald documentiren, wissen wir, dass diese höheren Wechselwirkungen Seitens der Leichenbakterien auf lebende Organismen möglich sind, lehren die Erscheinungen der Leichenvergiftung. Für die in der Leiche vorgefundenen Krankheitsresiduen jedoch den lebenden thierischen oder menschlichen Körper als ein im höheren Sinne adäquates Medium anzusprechen, würden wir nur dann Grund haben, wenn wirklich, wie behauptet worden, ein specifischer Organismus aus der Leiche eine specifische Krankheit an einem Lebenden erzeugen könnte.

Eine kritische Zusammenstellung sämmtlicher Funde von Mikroparasiten am Lebenden würde eine stattliche Monographie füllen und in gewisser Hinsicht einem Bedürfniss genügen. Doch müssten wir von ihrem Verfasser verlangen, dass er sich in seinem ersten Theil — der die Aufzählung dieser Befunde bringt, — ehrlich an sein Thema halte und nirgend an diese einfachen Thatsachen pathologische Reflexionen knüpfe oder sich von Hypothesen beeinflussen lasse. Die Gedrängtheit, in welcher wir hier eine solche Aufzählung folgen lassen, muss es entschuldigen, wenn hier und da eine vorgreifende kritische Notiz mit unterläuft, und wenn wir andererseits vielleicht nicht jeder einzelnen Bakterien- oder Mikrokokken-Auffindung ihr volles Recht widerfahren lassen.

Am meisten Aufsehen haben ihrer Zeit mit Recht diejenigen Parasitenentdeckungen erregt, welche am lebenden Körper da gemacht wurden, wo jede Berührung mit äusseren Einflüssen (Luft, Ingesta etc.) ausgeschlossen schien. Wer erinnert sich nicht noch (es sei gestattet, von den Milzbrandbacillen und den Obermeier'schen Spirochäten erst später zu reden) der freudigen Erregung der Parasitengläubigen und des bedenklichen Kopfschüttelns der Gegner, als P. Vogt 1872 in dem metastatischen Eiterheerde eines noch lebenden Pyämischen unzweifelhafte „bewegliche Monaden“ auffand. Zweifellos eine werthvolle beachtenswerthe Thatsache, die dadurch noch gewann, dass Birch-Hirschfeld im Blute lebender Pyämischer Bakterien nachwies. Kollmann und Schattenberg erweiterten diesen Befund, indem sie auch im Blute lebender septicämischer Kranker Mikroorganismen fanden; Hueter machte die ältere halbvergessene Behauptung von Coze und Feltz wieder lebendig, nach welcher die rothen Blutkörperchen solcher Kranken mit Bakterien besezt sein sollten. Orth wies Mikrokokken im Inhalt der Erysipelasblasen nach, Nepveu im Blute von Erysipelatösen, v. Recklinghausen und Lukomsky in den Lymphgefässen und Saftkanälen der Haut an den Grenzen der erysipelatösen Affection, Billroth und Ehrlich u. A. fanden ebenfalls bei

Erysipel Mikroparasiten in anderen der Luft nicht zugänglichen lebenden Geweben. — Höchst interessant erschienen auch die Bakterienfunde im exstirpirten osteomyelitischen Knochenstücken, die man vor jeder äusseren Einwirkung geschützt und doch von Mikroorganismen wimmelnd fand; sowie diejenigen in kalten Abscessen und in nekrotischen oder nekrobiotischen Gewebs- und Organtheilen, die man vor jedem Zutritt der Luft bewahrt wusste. Einen grossen Aufschwung verdankte die parasitäre Theorie auch den an noch lebenden Thieren erhobenen Befunden, deren erkrankte Organe, obgleich noch mit dem Körper in lebendiger Verbindung, sich trotzdem überreich an charakteristischen Mikroorganismen erwiesen. Einen wahren Triumph feierte sie durch das vielcitirte Experiment Chauveau's, das wir kurz hierher setzen müssen, weil sich eine Frage daran knüpfen lässt, die man wohl zufällig übersah. Chauveau kannte die bei Schafböcken angewandte Methode der Castration mittelst subcutaner Torsion der Samenstränge. Die Thiere bleiben dabei vollkommen gesund; untersucht man das abgedrehte und der Verbindung mit der Circulation entrückte Organ, so zeigt es sich nach kürzerer Zeit durch Fettmetamorphose verändert, nach längerer Zeit resorbirt. Niemals gangränescirt ein solcher Hoden. Nun spritzte Chauveau einigen Hammeln vor der Castration fauligen Eiter ins Blut und drehte dann die Hoden ab. Die Thiere erlitten sonst an ihrer Gesundheit keinen Schaden, — aber der abgedrehte Hode wurde nun nicht durch einfache Resorptionsvorgänge verändert, sondern er zeigte deutlich das Bild der feuchten Gangrän und wimmelte von Bakterien. Ferner wurde ein Hode durch subcutane Durchschneidung seiner Gefässe ausser Verbindung mit dem Kreislauf gesetzt, dann die Einspritzung der fauligen Massen in's Werk gesetzt, dann der zweite Hode in oben geschilderter Weise abgedreht. Das

Thier blieb gesund, der subcutan abgeschnittene Hode machte seine gewöhnlichen Resorptionsvorgänge durch, — der abgedrehte aber gangränescirte wieder. Warum nun grade dieser malträtirte Hode, da doch beide sich noch mit dem Körper in Contact, wenn auch ausser Connex mit der Blutbahn befanden, — warum war gerade er ganz allein unter allen Geweben und Organen für die eingeführten Fäulnisspilze ein adäquates Medium? — Die Antwort hierauf wird man in der gleich grossen Bereitwilligkeit finden, welche sich an allen nekrobiotischen, mit dem lebenden Organismus noch in lockerer Verbindung befindlichen oder in ihm eingesperrten Geweben und Organen für die Aufnahme secundärer Parasiten, mögen dieselben herkommen, wo sie wollen, zeigt. Solche immer in der Abstossung begriffene, aber nicht dieselbe vollbringende, mehr oder weniger unlöslich noch mit normal stoffwechselnden Geweben zusammengekettete nekrobiotische Heerde sind aber nicht nur bakteriengierige Nährsubstrate, sondern oft die wahren acclimatisirenden Pflanzschulen der Mikroorganismen für höhere Leistungen. — Sehr spärlich sind bis jetzt Bakterienfunde in gut abgekapselten Cysten gemacht worden, die sowohl vor den Einwirkungen der Luft als gegen die Zufuhr stofflicher Verunreinigungen von innen her gut geschützt waren. Wie belebt sich die Colloidsubstanz eines Ovarienkystoms, der Brei einer Honiggeschwulst oder einer Atheromcyste, wenn man sie 48 Stunden bei Brutwärme der Luft aussetzt; und trotzdem haben eifrige Sucher in ganz frischen Objecten dieser Art noch keine Parasiten gefunden. — Etwas verdächtig sind uns, als auf der Grenze zwischen gut geschützten und möglicher Weise doch penetrablen Innenräumen stehend, die Pusteln und Blasen, unter letzteren z. B. die vielfach Mikroorganismen enthaltenden Brandblasen und oberflächlichen Panaritien. Hier kann, da uns die kleinsten

Hautrisse nicht auffindlich sind, bereits eine entscheidende Einsaat auf dem Luftwege erfolgt sein.

Die Zeiten sind längst vorüber, in denen Jemand sich wunderte, wenn man ihm die Mikroparasiten offen daliegender gangränöser Flächen, grosser Geschwüre, Schusskanäle, alter Fistelgänge und eiternder Granulationswunden demonstrirte. Ja, glücklicherweise wird in civilisirten Ländern selbst die Gelegenheit derartige Demonstrationen vorzunehmen, immer seltener, nachdem Lister's Anschauungen Allgemeingut geworden sind und diese Zuchtstätten bedenklicher Organismen verödet und geräumt haben. Schon jetzt gehören manche früher permanenten mikroskopischen Zöglinge der chirurgischen Kliniken lediglich der Literatur und der Geschichte an. Nach einer registermässigen Aufzählung dieser Funde trägt wohl Niemand mehr Verlangen.

Gleiche Indifferenz lässt sich voraussetzen gegen die zahlreichen Mikroparasiten der Haut, z. B. das Mikrosporon furfur, die Favusarten, die Haargregarinen, die unter den Nägeln und in feuchten Hautfalten vorkommenden Formen. Wäre der Mikroparasitismus an sich des Schweisses der Edlen werth, welche Studien liessen sich z. B. an einem polnischen Weichselzopf machen! — Und die Mykosen der Talgdrüsen, die im Cerumen zuweilen sich ansiedelnden Organismen, das Trichomonas und sonstige zahlreiche Monadinenarten der Vulva, der Scheide und des Präputialsecretes, die oberflächlichen Parasiten der Brustdrüse etc. — so ungerecht es wäre, sie bei der Aufzählung zu übergehen, so wenig verlangen wohl heute ihre Autoren selbst, dass man sie in erster Reihe als etwas Anderes ansehe, denn als Mikroparasitenfunde.

Von den wasserärmeren Ausscheidungen allmählig zu den wasserreicheren fortschreitend gelangen wir jetzt zu den Fäces als Nährsubstrat von kleinen Organismen. Die Darmausscheidungen der Neugebornen enthalten, wie Breslau, Senator u. A. nachgewiesen haben, die Zersetzungsproducte der bakteritischen Eiweissfäulniss nicht, also z. B. keine Fäulnissgase und kein Indol. Wie früh im extrauterinen Leben der Dickdarm Ansiedlungsort von Fäulnissorganismen wird, ist meines Wissens noch nicht sicher festgestellt. Jedenfalls nehmen in einer wohl von der Ernährung des Kindes abhängigen Zeit die Fäces mehr und mehr einen Charakter an, der dem der Erwachsenen auch in Bezug auf Bakterienfunde analog ist. Die Formen, welche im Dickdarm zu ermitteln sind, zeigen auch im normalen Gesundheitszustande eine grosse Mannichfaltigkeit, die aber noch gesteigert wird bei jeder Art von Katarrhen. Sicher reicht die Anwesenheit der Mikroorganismen hoch in den Dünndarm hinauf; ob die Formen hier weniger zahlreich, ob sie eventuell gar andere sind, als die in den unteren Darmabschnitten sich vorfindenden, ist noch nicht festgestellt. Etwas sicherer dass es einen oberen Darmabschnitt giebt, der nur Gährungserreger mit Ausschluss aller Fäulnissorganismen enthält. Jedenfalls kommen die letzteren erst im Dickdarm zur höchsten Entfaltung der Wechselbeziehungen, da unter dem Einfluss der Pankreasfermente die Eiweisszersetzung nicht weiter als bis zur Bildung von Leucin, Tyrosin und Asparaginsäure und erst im Dickdarm zur Production des Indols, Phenols und Scatols vorschreitet. Unter Berücksichtigung der Bedeutung, welche die Darmbakterien unmittelbar nach dem Tode haben, sei schon hier die Wahrscheinlichkeit angedeutet, dass sie während des Lebens zuweilen wohl eine activere Rolle übernehmen, als dies bis jetzt allgemein zugestanden ist. Wie sich die Formen in einzelnen Krankheiten, besonders in der Cholera, zu den Formen des gesunden Darms stellen, erfährt man am besten aus den gegen Hallier gerichteten kritischen Untersuchungen de Bary's.

Ausserordentlich zahlreich sind die Formen von Organismen, die sich am entgegengesetzten Ende des Verdauungskanales, in der Mundhöhle finden. Diese Mundmykosen hat Klebs einer sehr genauen Untersuchung gewürdigt und ausser dem länger bekannten Leptothrix buccalis und der Spirochaete dentium (Cohn) noch gefunden: ein Penicillium microsporinum, einen in Ballen und feinkörnigen Massen auftretenden Pilz, der sich auf Jodzusatz bläut; einen als Leptothrix pusilla bestimmbaren Pilz, der zur Bildung von Kalkconcrementen Anlass giebt und einen nach Schmelzbeschädigungen in die Zahnkanälchen hineinwuchernden Cariespilz in Leptothrix-Form. Welche Formen mit Wegfall jeder Zahnerkrankung ausgeschlossen werden, und ob überhaupt die absolut gesunde Mundhöhle auch noch Parasiten ernährt, ist bei der Complication der Bedingungen sehr schwer zu enscheiden. Jedenfalls enthält der Speichel bei sehr lebhaftem Zufluss und sehr kurzer Berührung mit den Oberflächen der Mundhöhle bereits zahlreiche fortpflanzungsfähige Organismen neben den Speichelkörperchen; vielleicht verhalten sich die drei Speichelarten in dieser Beziehung verschieden. — Ein hervorragend zu Pilzansiedlungen disponirter Platz sind die Tonsillen mit ihren Vertiefungen, Buchten und Sinus, ohne dass man die hier vorkommenden Formen ganz stricte auseinanderhalten könnte. Der hintere Theil der Zunge, der Pharynx und der Oesophagus bringen dem von Kindern und Kachectischen allgemein bekannten höher organisirten Soorpilz die günstigsten Bedingungen entgegen. In der Flüssigkeit sehr unrein gehaltener Mundorgane kommen die mannigfachsten Parasitenformen neben einander vor. — Im Secret des Magens gehen unter regulären Verhältnissen die Spaltpilzformen sämmtlich unter; nach welchen Bedingungen Sarcine auftritt, ist noch immer nicht ganz sicher; dass erbrochene Massen jeder Reaction sich in

Contact mit der Luft bald in Pilzcolonien verwandeln, dagegen allbekannt. —

Stärkeres Wuchern verschiedener Parasiten in den Respirationswegen hängt von dem Vorhandensein einer Stagnation der gewöhnlichen und von der Bildung und Retention abnormer Excretionen ab. Sehr gut charakterisirte Organismen lassen sich (Leyden und Jaffe) in den zersetzten Massen bei Lungengangrän, äusserst zahlreiche auch in den Cavernen der tuberculisirenden und chronisch-pneumonischen Zerfallsprocesse nachweisen. Doch erklärt sich die Vorliebe mannigfaltiger Mikroorganismen für diese Ausscheidungen durch deren Zugänglichkeit und Zusammensetzung. Der secundäre Parasitismus ist in den Luftwegen sehr verbreitet und ganz gewöhnlich; nicht etwa nur pneumonische oder ausgeprägt katarrhalische Sputa wimmeln von Parasiten, sondern wer sie zu suchen liebt, wird sie mit mir in allen Morgensputis, besonders in den bekannten schwarzen, stark mit Staub verunreinigten, in den Nasensecreten bei Zuständen, die nicht im geringsten als Schnupfen empfunden werden etc. finden. Die etwas tiefer sitzenden Härchen des Naseneinganges bilden ein wahres Bakteriensieb, aus welchen man die prachtvollsten „Züchtungen“ veranstalten kann.

Betrachten wir schliesslich die wasserreichsten Excrete des Körpers: Milch, Urin, Schweiss und Thränen, — so lässt sich zunächst für die Milch ihre Bedeutung als Nährsubstrat für Mikroparasiten recht schwer feststellen. Dass sie sehr gern von ihnen in Besitz genommen wird, ist ja allgemein bekannt: die Pilze der sauren Gährung bei der rohen, der bitteren Gährung bei der gekochten Milch, der Soorpilz, färbende Pilze (und zwar nicht allein Penicillium glaucum, sondern auch chromogene Mikrokokken, Micrococcus cyanogenëus, aurantiacus, auch wohl prodigiosus und chlorinus) streiten sich um dieses günstige Medium. Da aber auch bei vorsichtigstem Luftabschluss Mikroorganismen in der Milch sich finden, so hat an ihr gerade die Béchamp'sche Mikrozymentheorie einen immer von Neuem geltend gemachten und anscheinend sehr sicheren Anhalt gewonnen. Jedoch scheint man der Archebiosis zu Liebe hier wie beim Harn gar zu gern zu übersehen, dass diese Excrete von dem Orte ihrer Fertigstellung bis zu dem — nehmen wir an bakterienreinen — Gefäss, welches sie auffängt, einen Weg über die Fläche der Aufführungsgänge zurückzulegen haben, der sehr leicht von bereits angezüchteten Mikroparasiten belagert sein kann. Ganz im Sinne von Pasteur und Lister, welche im Harn, der mit allen Cautelen aufgefangen war, organisches Leben sich entwickeln sahen, habe ich im Breslauer Institut frischen Harn in sehr sorgfältig behandelten Gefässen aufgefangen und unter sicherem Verschluss im Brutkasten aufgestellt. Einige Gläser empfingen keinen, andere einen Zusatz von ebenfalls einwurfsfrei desinfecter kohlensaurer Natronlösung. Am dritten Tage fand stets Organismenbildung statt, so dass man unbedingt an Generatio aequivoca hätte denken müssen, wenn man die Berührung mit der Harnröhrenmündung und der Schleimhaut der Harnröhre ausser Acht liess. — Nach beachtenswerther Meinung physiologischer Chemiker wäre hier vielleicht dem Mucin eine noch unerforschte Rolle zuzuschreiben.

Bakterien im Schweiss fand zuerst Eberth, nach ihm Andere. Es sind kleine ovale, häufig zu zwei- und dreigliedrigen Ketten vereinte Körperchen. Wie die Nasenbakterien setzen sie sich gern an den Hauthaaren fest.

Das einzige Excret, in welchem mir das Auffinden von Mikroorganismen noch nicht gelang, ist das der Thränendrüsen. Nur wo die Thränen mit Conjunctivalschleim stark vermischt wurden, siedeln sich auch nach längerer Lufteinwirkung Parasiten in ihnen an; rein gewonnen bleiben sie bis zum Eintrocknen — wohl wegen ihrer Armuth an Nährsubstanzen und ihres Kochsalzgehaltes — vollkommen frei. —

Diese Recapitulation mag als lückenhaft angesehen werden. Gründe die Milzbrandbacillen und die als Parasiten des Rückfalltyphus geltenden Organismen eben nur zu erwähnen, werden sich aus der Anordnung des Materials ergeben. Im Uebrigen wollte ich nur Mikroorganismen nennen, deren Demonstrabilität, eventuelle Bewegungsfähigkeit und Fortpflanzungsthätigkeit über allem Zweifel erhaben ist. Der Leser mag aus der Anzahl der Gelegenheiten, bei denen er während dieser — oder einer besseren — Revision von Mikroparasitenfunden an die Infectionskrankheiten gedacht hat, selbst das Kriterium entnehmen, ob wir auch bezüglich des menschlichen Körpers Recht haben, wenn wir wiederholen: der Nachweis des Vorhandenseins verschiedener Formen, etwaiger Bewegungs- und mässiger Reproductionserscheinungen der Mikroorganismen sagt uns über den Grad ihrer Rückwirkung auf das Medium noch gar nichts. Nur am Medium selbst können die höheren Grade der Wechselbeziehungen untersucht und festgestellt werden.

---

5. Stufenweise Entwicklung niedrig adaptirter Mikroparasiten zu Krankheitserregern.

Man wird es leicht verzeihlich finden, dass wir bei dieser Revision der Funde an Parasiten von höher organisirten Wesen, welche sich zum Nährsubstrat den menschlichen Körper wählen, gänzlich absahen. Unlogisch ist es jedoch, wenn man eine willkürliche Scheidung macht zwischen Mikroparasiten als Krankheitserregern und Makroparasiten, die in derselben Eigenschaft auftreten. Einmal wüsste ich nämlich garnicht einmal, wo man von irgend einem Gesichtspunkt aus die Grenze ziehen wollte: ist eine Trichine oder der Soorpilz noch ein Mikro- oder schon ein Makroorganismus, gehören nur die Spaltpilze oder allenfalls auch andere Uebergangsformen zwischen Thier- und Pflanzenreich zu der erstgenannten Kategorie? Auch die Annahme, dass grosse und grösste Parasiten mehr auf mechanische, die kleinen und kleinsten mehr auf chemische Weise Erkrankungen herbeiführen, ist ein Irrthum und rechtfertigt solche Scheidung nicht.

Wohl aber geschieht dies durch unseren bisherigen Ideengang und durch eine stillschweigende Einigung darüber, auf welche Objecte wir uns bei dieser Betrachtung beschränken wollen. Niemand erwartet wohl im weiteren Verfolg derselben eine Symptomatologie der Echinococcen oder jener Mykosen, welche durch Aspergillus und höhere Schimmelarten verursacht werden. — Was den Begriff des „Krankheitserregers“ anlangt, so bietet derselbe ebenfalls gewisse Schwierigkeiten dar. Ebenso wie wir allen anderen Medien gegenüber stets positive Beziehungen zwischen ihnen und den sie bewohnenden Organismen annehmen mussten, auch wenn unsere Hilfsmittel uns beim Nachweise derselben gänzlich im Stiche liessen, gestehen wir diese minimalen Grade der Wechselwirkung auch für alle jene Verhältnisse des primitiven Parasitismus am Menschen zu, von denen unser voriger Abschnitt so zahlreiche Beispiele gab. Es hat nicht an Bestrebungen gefehlt, welche sich darauf gerichtet haben, nach diesen unbedeutenden Veränderungen des menschlichen Körpers zu suchen und die gefundenen lang auszuziehen oder zu übertreiben, um sie an die Begriffe „Krankheit“ und „Infection“ nothdürftig anzuknüpfen. Entschuldigen mag sich dergleichen wohl lassen, wenn man die Mikroparasiten zum alleinigen Ausgangspunkt dieser Betrachtungen macht und nur sie — statt ihre Relation zum Nährsubstrat — bei allen Folgerungen im Auge behält. Zu welchen merkwürdigen Zerrbildern von Krankheiten diese Bestrebungen führen, werden wir an späterer Stelle noch darzuthun haben; der Leser selbst wird sich seinerseits, soweit er von der neueren Schistomycetenliteratur Notiz genommen hat, ein Urtheil darüber gebildet haben, ob diese willkürliche Dehnung des Begriffes der „Infectionskrankheit" dem Ansehen und den Fortschritten der parasitären Theorie mehr genützt oder mehr geschadet hat. Man sah an die, vielfach mit ganz überflüssiger Mühe erwiesene Existenz des Mikroparasiten eine kleine Reihe dürftiger Symptome angeschlossen, die dem „Kranken" oft absolut entgangen waren, und die selbst der Mediciner nur in jenem weitesten Sinne als „Krankheit" ansprechen konnte, in welchem der Mensch niemals ganz normal oder ganz gesund ist. — Während also dieser Faden, dessen eines Ende so sehr solide an den Parasiten geknüpft schien, mit dem anderen Ende in der Luft flatterte, suchten die Enden anderer Fäden, welche sich eine ziemliche Strecke durch die Symptome der allgemein anerkannten Infectionskrankheiten heranzogen, vergebens nach einem festen Anhaltspunkt, der sie mit einem Mikroparasiten nothwendig verband. Hier und da schien wohl ein Symptom einer derartigen Krankheit auf ein Symptom aus dem Parasitenleben hinzuweisen; aber jedesmal vermochten doch die Gegner den Einwand zu bringen: „Was können denn Eure grossartigsten Gährungs- und Fäulnissvorgänge für die so complicirten Symptome der Infectionskrankheiten beweisen? Wollt Ihr deren Mannigfaltigkeit wirklich ableiten aus den von Pilzen erzeugten schädlichen Zersetzungsproducten oder von jenen selbst oder wie sonst?" — Buchner kommt bei seinen Bemühungen, den Zusammenhang zwischen „der Naegeli'schen Theorie und den charakteristischen Krankheitsbildern, resp. dem typischen Verlauf der Infectionskrankheiten" nachzuweisen, zu der resignirenden Bemerkung: „Man wird jetzt nicht mehr zu verkennen im Stande sein, dass die Pilze mit den eigenthümlichen Krankheitsbildern zunächst und unmittelbar nichts zu schaffen haben, indem die letzteren nur durch das Resultat der Zusammenwirkung der einzelnen Organerkrankungen ihren besonderen Charakter erhalten, dessen nähere Erforschung ausschliessliche Aufgabe der menschlichen Physiologie und Pathologie verbleibt." Drüben also das an den sonnigen Eingang des Labyrinths geknüpfte Ende des demonstrablen Parasitismus — auf der Seite der klinischen Medicin der andere so gründlich erforschte aber leider grade wo er der Anknüpfung so dringend bedürfte, ebenfalls in der Luft schwebende Theil: ein zerrissener Ariadnefaden!

Das allgemeine medicinische Bewusstsein zeigt sich jedoch, wie ich glaube, einer Vereinigung dieser Erscheinungsreihen grade in unserer Zeit recht geneigt. Viele Praktiker haben den verdienstvollen Beweisen Naegeli's für die Nothwendigkeit, in den Symptomen der Infectionskrankheiten das Wirken einer vermehrungsfähigen Materie sehen zu müssen, ein offenes Verständniss entgegen gebracht, wenige nur verurtheilen die Experimente mit Mikroorganismen zu unserer Zeit noch als „nutzlose Spielerei." — Bei aller Unähnlichkeit der einzelnen Krankheitserscheinungen mit den Vorgängen in einer Gährungs- oder Fäulnisscolonie wird man sich vielleicht den Versuch eines Beweises gefallen lassen dafür, dass die Erscheinungsreihen der Infectionskrankheiten in einem unläugbaren Parallelismus mit den Gesetzen des Mikroorganismenlebens verlaufen, — mit ihnen, wie wir uns kurz ausdrücken möchten, homolog sind. — Eine gute Grundlage und Vorbereitung glauben wir diesem Versuche zu geben durch die Besprechung einiger Beobachtungen, die unverkennbar darthun, dass Mikroparasiten des menschlichen Körpers, welche während ihrer ersten Lebensstadien in sehr untergeordneten Wechselbeziehungen standen, sich stufenweise zu Erregern grossartiger und tödlicher Krankheiten entwickeln können.

Um die Sammlung und Publication derartiger „Mykosen des Menschen" hat sich Dr. J. Israel ein Verdienst erworben. Er erzählt im 74. Bande vom Virchow's Archiv eine Krankengeschichte, in welcher an einem Erwachsenen nach dunklen Vorerscheinungen das Entstehen zahlloser Abscesse am Hals, den Schultern, dem Rücken, der Brust und den Extremitäten das hervortretendste Symptom war. Im Eiter fanden sich drei verschiedene Formen von Mikroorganismen vor, blasse ungegliederte, wellige Mycelfäden; dann Körnchen und zwar theils kleine blasse, schwach lichtbrechende, theils starkglänzende von ovaler Gestalt; endlich birn- oder keulenförmige Körper von verschiedener Grösse, welche sich als endständige von den Fäden producirte Conidien auswiesen. Der Fall verlief unter unzähligen Schüttelfrösten und überhaupt unter dem Bilde der chronischen Pyämie tödlich. Zwanzig oder mehr Abscesse, die vorher an den verschiedenen Körpertheilen geöffnet wurden, enthielten sämmtlich die charakteristischen Pilzbefunde. Das Blut war von Pilzelementen frei. — Bei der Section fand sich der leicht erkennbare primäre Parasitenheerd im unteren Lappen der linken Lunge, die vollkommen adhärent war. Von diesem Heerde aus grosse Gänge nach der äusseren Thoraxwand, ganze Systeme von Sinuositäten, kleinen und grossen Höhlen, netzartigen cavernösen Räumen nach dem Zwerchfell, die sämmtlich von den Pilzelementen durchwuchert waren. Kleinere Spalten leiteten hinüber nach intra- und extrathoracischen immer gleich beschaffenen Abscessen, ein ganzes Netzwerk derselben befand sich auch in der Milz. Grössere und kleinere Pilzheerde — von den schon erwähnten mehr äusserlich gelegenen mykotischen Abscessen abgesehen — fanden sich nun auch in den Nieren. Besondere Erwähnung verdienten hier jedoch diejenigen Pilzinfarcte, welche nur die primären Körnchen der Pilzvegetation zeigten; denn in ihren Umgebungen fehlte noch jede Veränderung des Parenchyms, auf welche der Einwand sich stützen konnte, das Organ sei primär erkrankt und habe so zuerst die rechte Disposition für die Pilzentwicklung abgegeben. Vielmehr war der Pilz, indem er sich entwickelte, erst der wirkliche Krankheitserreger: er brachte durch seine Wucherung die pyämischen Abscesse erst hervor. Auch in der Leber fanden sich deutliche Spuren der Thatsache, dass dies der Gang der Erscheinungen war. Die Körnchencolonien siedelten sich um die kleinsten Lymph- und Blutgefässe an, dann schickten sie radiär ausstrahlende Fäden aus, welche die Conidien bildeten, und das Ganze wandelte sich im weiteren Verlauf in einen pyämischen Abscess um. — Die primäre Herkunft der Pilze anlangend, so gelang es Israel dieselben rückwärts bis zu der Mikroparasitenform zu verfolgen, welche sich, wie es scheint, ganz regelmässig in den Zahnabscessen vorfindet. Ein Fall kam zur Beobachtung, in welchen diese Organismen, zuerst unter drei cariösen Backzähnen sich ansiedelnd, bereits bis zum Schlüsselbein in Abscessform vorgerückt waren, und hier auch nach Entleerung und Drainage hartnäckig persistirten; viele Fälle wurden herangezogen, in denen diese Pilzwucherungen noch in unmittelbarer Nachbarschaft der cariösen Zähne localisirt waren: Oberkieferzahnabscesse, zerstörte Wurzeln cariöser Zähne. — Der Pilz hatte bei solchen Localisationen nur minimale Wechselbeziehungen. Drang er aber tiefer in die Gewebe vor, so brachte er sichtlich in dieser Form des Metastatisirens Entzündung und Abscessbildung hervor und war der nachweisbare Krankheitserreger, der Erzeuger von Pyämie. — Ein ähnlicher Hergang, der ebenfalls zum tödtlichem Ausgang führte, ist von v. Langenbeck schon 1845 beobachtet worden. In einem ganzen System von Senkungsabscessen, die sich von oben bis zum unteren Ende der Wirbelsäule erstreckten, fanden sich „Pilzrasen mit Thallusfäden" neben den Eitermassen. Hier war der primäre Ansiedlungsort der Parasiten einer der oberen cariös gewordenen Wirbelkörper gewesen. — Ein unter dunklen endopleuralen Symptomen verlaufener Krankheitsfall, der im 78. Bande von Virchow's Archiv von Israel mitgetheilt ist, führte sich durch die Sectionsbefunde ebenfalls auf eine ununterbrochen nachzuweisende Entwicklung eines Mikroorganismus zurück, als dessen Ausgangsglied der Autor mit grosser Wahrscheinlichkeit eine Gruppe der Tonsillenpilze, die so häufig symptomlos wuchern, anspricht. Auch hier gab die Pilzvegetation mit ihrem successive unheuer gesteigerten Stoffwechsel das vollwichtige ätiologische Moment für die Krankheit und den tödlichen Ausgang ab.

Der folgende von mir 1869 im Elisabeth-Krankenhause beobachtete, damals von Ponfick für hochinteressant erklärte, bis jetzt nicht publicirte Fall möge hier in aller Kürze angeschlossen sein. Eine traumatische Kniegelenkentzündung erforderte bei einer 40jährigen Frau die Amputation des linken Oberschenkels. Unter der damals noch für probat gehaltenen Behandlung mit Kali hypermanganicum-Lösung schien der Amputationsstumpf recht gut heilen zu wollen. Aber der Knochen brach, da vollständige prima intentio nicht erreicht war, durch und zeigte ein eigenthümliches Verhalten. Aus dem Kranz der Knochensubstanz, der sich über die ihn von aussen umschliessenden Granulationen ca. 4 Mllm. erhob, wuchs in gleicher Höhe innen eine rahmartige Wucherung hervor, für deren Boden wir das Knochenmark ansehen mussten. Sie hatte permanent die angedeutete weiche Consistenz und eine leichtgraue Färbung. Als ich einst, um über ihre Zusammensetzung in's Klare zu kommen, in der Nähe des inneren Knochenrandes etwas abschabte, zeigte sich eine ziemliche Cohärenz mit den unteren Theilen, und ein kleines Gefäss blutete. Das mikroskopische Bild wies wie die Notiz sich ausdrückt, nur „körnigen Detritus auf, der in wolkenförmigen Haufen angeordnet erscheint". Hätte man damals schon von der Mikroparasitenlehre in ihrer heutigen Entwicklung, hätte ich besonders von einigen der mikroskopischen Bilder R. Koch's eine Ahnung gehabt, so wäre mir wohl jene „besondere Anordnung des körnigen Detritus" werthvoller gewesen. Die Kranke nun unterzog sich, als das hervorstehende Knochenstück immer brauner wurde, sich aber trotzdem nicht abstossen wollte, einer secundären Amputation desselben, die indess von sehr ungünstigen Folgen war. Die prima intentio, obgleich auf's Sorgfältigste angebahnt, blieb wieder aus, der Knochen brach nach einigen Tagen wieder durch, die rahmige Kappe zeigte sich auf ihm wie zuvor, und fast gleichzeitig hatte die Kranke einen heftigen Schüttelfrost. Mehrere Fröste folgten; wir dachten an „Pyämie", suchten nach Abscessen, fanden aber dergleichen nicht. Nach etwa $1^1/_2$ Wochen fand sich Eiweiss im Urin, gheichzeitig mit heftiger Diarrhoe; nach einer weiteren Woche wurde sie stark ikterisch. Dann in rapider Folge der Eintritt folgender Erscheinungen: Behinderung des Athmens, starke Dämpfung des Percussionsschalles auf der rechten Thoraxseite unten, Wachsen dieser Dämpfung, Schmerzen längs der Wirbelsäule, zunehmende Athemnoth, bronchiales Athmen, Reibegeräusche und Rasseln an der hinteren Thoraxseite. Ihrem Ende nahe klagte sie noch über eine Geschwulst an der rechten Seite des Halses. Diese, anfangs hart, erweichte sich im Verlauf einiger Tage. Zur Oeffnung indess kam es nicht mehr, da inzwischen der Tod eintrat. — Die Section kostete mir vier Stunden Arbeit, denn es galt, ein Gebilde, das vollkommen einem fast meterlangen Baum von Käsemasse glich, aus der Leiche herauszuschälen. Seine Wurzel war die Käse- oder Rahmkappe, die aus der Röhre des amputirten Knochens herausragte. In diesem selbst lag der Stamm, der im Hüftgelenk eine Verjüngung und Dichotomie erlitt; der äussere sehr dünne Ast endigte in einigen nicht viel über Erbsen grossen Abscessen um das Hüftgelenk, der innere stärkere war dem Lauf der grossen Beckengefässe gefolgt und liess sich zunächst bis zu den Mesenterialdrüsen verfolgen. In diese senkten sich, um bei dem Bilde zu bleiben, seine Zweige hinein, so dass jede dieser Drüsen, wie ein Käseklumpen mit dem Aste zusammenhing. Dann berührte der letztere die Nieren und liess sich durch den Hilus derselben besonders in die rechte Niere verfolgen, wo er in einer Unzahl stecknadelknopfgrosser „Abscesse" endigte. Auch die Milz zeigte „mehrere käsige Infarcte." — Durch einen sehr dicken Zweig hing der Käsebaum mit der Leber zusammen; doch zeigte dieses Organ nur „eine Unzahl weissgelblicher Plaques dicht unter der Capsula Glissonii." Durch das Zwerchfell trat der Stamm — sich wieder stark verjüngend — unter Benutzung des Foramen quadrilaterum uud stieg zunächst im hinteren Mediastinum empor. Seine sonderbarste Gestalt nahm er nun an der Lungenwurzel an. Wie ein Doppelfächer, mit den stärkeren Radien nach rechts, mit schwächeren in die linke Lunge ausstrahlend, schickte er hier Käsezüge weit in die Organe hinein, so dass das Bild der sogenannten „Säuglingstuberculose" in frappanter Aehnlichkeit wiedergegeben war. Ein kleiner Ast zweigte sich noch nach rechts oben ab und endigte in der angeblichen Drüse am Halse. Die ganze

5*

Masse zeigte sich mikroskopisch untersucht von gleichartiger Zusammensetzung: wieder ist „amorpher körniger Detritus in eigenthümlicher Wolken und schneeballförmiger Anordnung ohne charakteristische Formelemente“ notirt. Das Präparat erregte damals Aufsehen; ich brachte es, nachdem es genügend bewundert war, zum pathologischen Institut, in dessen Sammlung es sich wahrscheinlich noch befindet. — Wie heute Jedermann an eine mikroparasitäre Deutung eines solchen Befundes denken würde, so ahnte man vor elf Jahren dieselbe wohl auch schon; aber für ihren Beweis waren die mikroskopischen Anhaltspunkte, die wir jetzt durch eine besondere Technik so viel werthvoller zu machen verstehen, noch nicht genügend festgestellt. —

Daher wohl zum Theil noch die Seltenheit jener anderen Entwicklungsvorgänge, die sich mit dem pathologischen Gebiet der Thrombose und Embolie und auch mit vielen Vorgängen, die schon in das Gebiet der Sepsis hinüberreichen, decken. Denn, wenn in unserem letzten Falle vielleicht die Vorstellung von einer vorwiegend mechanischen Bedeutung der sich entwickelnden Parasitencolonien noch gerechtfertigt erscheint, so lassen doch schon die beträchtlichen Fieberstörungen an eine tiefere Wechselwirkung denken, die durch die enormen und schliesslich den Tod herbeiführenden Consumptionserscheinungen wohl ausser Frage gestellt wird. Auch Israel denkt wohl an beide Erscheinungsreihen, wenn er die „phlogogenen und pyrogenen“ Eigenschaften seiner Pilze ins rechte Licht setzt.

Doch scheint mir von einer sehr grossen Seltenheit der Mykosen, welche durch lange Züchtung auf demselben menschlichen Körper gesteigerte, sagen wir „invasive“ Eigenschaften erlangen, nur so lange die Rede, wie man andere chronische Krankheitsverläufe mit bedenklichen allmähligen Steigerungen, (bei denen natürlich initiale

Mikroorganismen nachgewiesen sein müssen) absichtlich ausschliesst. — Bei einer Betrachtung derartiger Vorkommnisse könnte man allerdings vor allem wieder die Frage nach einer Metamorphose des Parasiten selbst aufwerfen, resp. nach einer Ablösung und Verdrängung des ursprünglichen harmlosen Parasiten durch eine gefährlichere Nachzucht. Doch ist vielleicht hiervon nicht allzuviel zu erwarten. Wir haben Erfahrungen über frappante Aenderungen der von Parasiten an sich abhängigen sinnfälligen Erscheinungen — es sei an den blauen Eiter erinnert — die von gar keinen bedeutenderen Alterationen begleitet sein dürfen, und wir sahen, wie der Pilz der Zahncaries als Entzündungserreger in den verschiedensten Geweben seinen äusseren Habitus anscheinend vollkommen bewahrt. Der Leser wolle sich hier der Erscheinungen, durch welche sich eine gesteigerte Accommodation der Organismen in leichter übersehbaren Medien kundthut, gefälligst erinnern.

Für manche Fälle des chronischen und successive gesteigerten Parasitismus hat man in der Krankheitsperiode, die der Invasion vorausgeht, oft mehrere gut charakterisirte Organismenformen an der Infectionspforte gefunden. So kommen beim langandauernden Blasenkatarrh kugelförmige Parasiten von verschiedener Grösse, auch kettenförmige Anordnungen und Stäbchen vor, so bietet das Lochialsecret einer traumatisch beschädigten Wöchnerin sehr mannigfaltige deutlich als Mikroparasiten charakterisirte Elemente, während sich nach der Umwandlung des primären Blasenleidens zur Pyelonephritis und in den parametrischen Abscessen der beschädigten Wöchnerin nur reine Coccenformen finden. Hier hat offenbar nur eine Form die Schwierigkeiten des Züchtungsvorganges überwunden und invasive Eigenschaften erringen können. Ein deutliches, ich möchte sagen warnendes Beispiel gegen die zu leichtgläubige Annahme von polymorphotischen Entwicklungsformen hat in dieser Beziehung auch die Beziehung der Tonsillenparasiten zur Diphtherie dargeboten. Während Letzerich in seinen ersten Beschreibungen den Leptothrix buccalis und eine ganze Reihe harmloser Tonsillen- und Speichelparasiten mit den Mikrokokken der Diphtheriewucherungen zusammenwarf, ist es jetzt durch die Sectionsergebnisse, welche für die nächsten Umgebungen der betheiligten Nerven und für die tieferen Schleimhautstrata ermittelt wurden, höchst wahrscheinlich gemacht, dass nur die, jene triviale Kugelform aufweisenden Organismen die invasiven Qualitäten zu erwerben im Stande sind. — Wir möchten nach diesen Erörterungen gewisse schleppende Wundverläufe, alle Fisteln und Senkungsabscesse mit bekanntem oder zu vermuthendem Ausgangspunkt, die Katarrhe, welche erfahrungsgemäss unter gesteigerten Krankheitserscheinungen auf innere Organe mit ähnlicher chemischer und histologischer Constitution übergreifen, auch die Fälle localer traumatischer Gangrän, welche eine rückgreifende Verbreitung erkennen lassen, zum Studium der stufenweisen Heranbildung von Mikroorganismen zu Krankheitserregern für recht nutzbringend halten. Schwerer, als stets den Nachweis primärer Mikroparasiten zu erbringen, wird vielfach das Moment der Importation eines schon anderswo zu höheren Leistungen vorgebildeten Organismus, das Moment einer secundären Ansteckung auszuschliessen sein. Wo dieses nicht mit Sicherheit wegfiel, ist selbstverständlich die Reihe der Entwicklungserscheinungen in diesem Sinne durch ein ganz neues Moment gestört, und der Fall für unsere bisher im Auge behaltene Art der Züchtung nicht zu verwerthen. Bei den wiedergegebenen Beobachtungen war indess Ansteckung in irgend welchem secundären Sinne ausgeschlossen; es wird auch stets Fälle der weiterhin angedeuteten chronisch und mit schlimmer Wendung verlaufenden Krankheiten geben, bei welchen das complicirende Moment einer secundären Importation bereits anderweitig vorgezüchteter Organismen wegfiel.

Wir beabsichtigten, die Steigerung von Mykosen zu Infectionskrankheiten oder die Entwicklung eines demonstrablen aber wenig bedeutenden Mikroparasiten zum Erreger einer tödlichen Krankheit, einem organisirten Krankheitsgift, darzuthun und legen besonderen Werth darauf, den Verlauf der Erscheinungen am Mikroparasiten und am Medium durch gewisse Stadien zu verfolgen und die möglichen Ursachen der Uebergänge anzudeuten.

Im ersten Stadium eines solchen parasitischen Verhältnisses sehen wir — gewissermassen unter unseren Augen — den Parasiten mässig gedeihen und seinen Wirth dabei in sehr wenig ausgeprägter Weise belästigen; seine geringen Bedürfnisse an Nährsubstrat befriedigt der Parasit entweder rein aus den Se- oder Excreten des befallenen Körpertheils oder aus den festen Geweben desselben in einem so bescheidenen Masse, dass das Medium in nicht nachweisbarem Grade davon alterirt wird: Stadium des harmlosen, primitiven Parasitismus, dessen Diagnose auf dem Nachweis des Mikroparasiten beruht.

Dann ändert sich das Bild insofern, als der Parasit die ihm zunächst exponirten Theile des Mediums in immer höherem Grade adäquat findet und einerseits sich stärker zu vermehren, andererseits invasive Eigenschaften zu erwerben beginnt; gewisse Belästigungen, sc. geringe sinnfällige Veränderungen sind am Medium wahrnehmbar. Wuchert z. B. der Organismus in einem secernirenden Organ, so werden die Secrete in krankhafter Menge abgesondert und zeigen sich in den Transparenz- und sonstigen physikalischen Erscheinungen deutlich verändert. Locale Störungen sind in den benachbarten Geweben oft sichtlich ausgeprägt. Stadium des allmählig inniger werdenden Wechselverhältnisses, erkennbar an einem üppigen Gedeihen des Mikroparasiten und an gewissen localen Consumptionserscheinungen des Nährsubstrats (Vorbereitung zur Invasion) auch Incubation genannt.

Der Zeitpunkt, in welchem die Invasion perfect wird, ist nicht zu verwechseln mit der Infection. Der Mikroorganismus hat die Fähigkeit erlangt, die Lebensgesetze seines Nährsubstrats durch seine eigenen in grösserer oder geringerer Ausdehnung zu verdrängen. Wie konnte er zu so grosser Macht gelangen? — Als erste Bedingung des Erfolges muss ein guter Stützpunkt der Colonie im Körper gelten, der doch seinerseits niemals ganz nachlässt, seinen eigenen Entwicklungsgesetzen zu folgen; eine grosse Flächenausbreitung der Parasiten allein schon kann ein solcher Stützpunkt sein, ein noch bedeutenderer wohl ein bereits von Anfang an hoher Grad des Adäquatseins mit dem Nährmedium. Fester noch konnte der Mikroorganismus sich einnisten, wenn der Kampf des menschlichen Körpers ein energieloser war, wenn in ihm eine allgemeine oder locale Schwächung die volle Entfaltung der eigenen Lebensenergie ausschloss. Man hat die Herbeiführung des entscheidenden Augenblickes deshalb mit Recht in plötzlich sich geltend machenden ungünstigen Wechseln der Lebensbedingungen des der Invasion ausgesetzten Mediums gesucht, in einer zu starken Inanspruchnahme der Leistungen, herabgesetztem Blutdruck etc.; ebenso sieht man an sich schon geschwächte Individualitäten einer rascheren Invasion ausgesetzt. Für den Mikroorganismus scheint vielfach eine besondere Stärkung darin zu liegen, dass er dem äusseren Luftwechsel gänzlich entzogen wird und vollkommen in eine anaërobiotische Existenzperiode übertritt. Jedenfalls ist mit diesem Moment das Medium auch der Wirkung seiner Zersetzungsproducte vollkommen preisgegeben, die schon dadurch quantitativ stärker zur Geltung kommen, dass sie nicht mehr durch die Luft verändert und nicht mehr durch die Excrete verdünnt werden. In vielen Fällen wird aber auch die anaërobiotische Entwicklungsperiode ganz veränderte Zersetzungsproducte zur Folge haben, wie es uns die Beobachtungen am Heubacillus verständlich machen. — Die Diagnose des Krankheitsausbruches wird vorwiegend an den Veränderungen des Mediums gemacht; dasselbe gehorcht vor allem nicht mehr seinen eigenen Temperaturgesetzen, sondern tritt unter die Herrschaft einer durch die Mikroparasitenentwicklung bedingten Eigentemperatur. An die Erscheinungen der letzteren knüpfen sich gleichzeitig die einer allmählig sich steigernden abnormen Consumption des Mediums an; Zeitpunkt des Krankheitsausbruches im klinischen Sinne, der gleichzeitig die Periode der Invasion von derjenigen des eigentlichen Krankheitsverlaufes abgrenzt.

In diesem Stadium nun durchdringt der Mikroparasit sein Medium unter Erscheinungen, welche bei verschiedenen Infectionskrankheiten verschieden sind, in jedem Falle aber sich aus den Lebensgesetzen beider complementär zusammenfügen. Die Verbreitung des sich in immer steigender Anzahl vermehrenden fremden Organismus kann in höchst mannigfaltigen secundären Ablagerungen sich äussern, welche eine mehr oder weniger auffindbare Continuität mit der Invasionspforte andeuten und in sehr verschiedenem Grade nachweisbar sind. Im erkrankten Medium äussert sich dieser Vorgang durch wiederholte Temperaturabweichungen, durch histologische und chemische Störungen in der Funktion und Nutrition der Gewebe und Organe, wobei die gestörten Ernährungsverhältnisse zu den grossartigsten formativen Aenderungen Anlass geben können. Das Medium wird dabei selbstverständlich nicht nur immer stärker consumirt, sondern erlangt auch, von dem Mikroparasiten immer inniger durchdrungen, ganz besondere Eigenschaften, welche wir dem nächsten Abschnitt vorbehalten: *Stadium der perfect gewordenen Krankheit.*

Je mehr der Mikroorganismus von vornherein dem Medium im höheren Sinne adäquat war, desto sicherer strebt er dem Ziele seiner Entwicklung zu, welches im vollständigen Ausleben, in seiner eigenen Vernichtung besteht. In diesem Entwicklungsbestreben kann er auf dreierlei Weisen unterbrochen werden; einmal dadurch, dass er durch seine Reproductionsansprüche und die durch ihn bedingten secundären Vorgänge das Medium verändert oder direct consumirt bis zu dem Grade, dass es seinen eigenen Gesetzen garnicht mehr gehorchen kann, dass es mit dem Aufhören der prästabilirten Harmonie in seinen einzelnen Theilen *stirbt* und der Mikroorganismus es längere oder kürzere Zeit überlebt. Andererseits vollendet der Parasit seinen eigenen Entwicklungskreis schneller; er erschöpft dabei das Medium im allgemeinen und besonders auch nach der Richtung, dass es *ihn* nicht mehr ernähren kann; er macht es dann auch für eine Implantation von seines Gleichen unfähig (*immun*); — oder endlich, er wird *schon in einer früheren Periode seiner Entwicklung* ganz oder theilweise aus dem menschlichen Körper *ausgeschieden*, schneller wenn er in hohem, langsamer wenn er ursprünglich in niederem Grade adäquat war: *Zeitpunkt der Aufhebung des mikroparasitären Wechselverhältnisses* durch Tod oder Wiederherstellung der ursprünglichen Lebensgesetze des Nährsubstrats. Kritische oder mehrfach unterbrochene Genesung.

6. Anderweitige, den Lebensgesetzen der Mikroparasiten homologe Entwicklungen der Krankheitsgifte.

In den bisherigen Betrachtungen trat uns der menschliche Körper als williges Nährsubstrat vieler Mikroorganismen entgegen, welches aber doch einer eingreifenderen Alteration erhebliche Widerstände entgegensetzen kann und sehr erfolgreich gar zu kecke Accommodationsbestrebungen seiner Parasiten bekämpft. Mit welchen Mitteln dieser Kampf geführt wird, darüber gedenken wir uns hier um so weniger auszulassen, als grade der „Widerstand Seitens der lebendigen Zelle" von Seiten Naegeli's und Buchner's so gründlich, wie unsere Erkenntniss dieses Gebietes es ermöglicht, bereits besprochen worden ist. — Die menschlichen Gewebe würden indess sicher einen solchen Aufwand von Reactionskraft, wie sie ihn bei verschiedenen Gelegenheiten äussern, nicht nöthig haben, wenn der thierische Körper allein willig und nicht auch in so hohem Grade günstig für die Mikroorganismenzüchtung sich verhielte. Was wir anderen Medien erst künstlich mittheilen müssen, die Brutwärme von 32—38°C., in welcher alle Spaltpilze nachweislich am allerbesten gedeihen, diese Brutwärme führt er in seiner Eigenschaft als Nährmedium eo ipso, er gewährt ferner diejenige nur theilweise bekannte organische Beschaffenheit der Nährsubstrate, die wir als so adäquat anerkennen mussten, dass durch ihre Errungenschaften fast die Annahme der generatio aequivoca zu entschuldigen wäre, und er beugt endlich einer Erschöpfung der in ihm vorfindlichen einzelnen Nährsubstanzen durch immer neue Zufuhr derselben (mittelst der eigenen Ernährung) vor. Nur diesen Bedingungen ist es zuzuschreiben wenn unser Körper, nachdem er einmal die Ernährung mancher Parasitenformen übernahm, auch die Züchtung derselben — besonders wenn seine eigene Energie einen Nachlass erfuhr — fördert bis zu einem Grade, der ausserhalb des Körpers immer nur in einer Reihenfolge guter Medien möglich ist. Nur er gewährt gleichzeitig alle oben angeführten Chancen für einen Pilz, so dass derselbe auf einer Schleimhautfläche eine weite Ausdehnung oder in einem allmählig höchst adäquat gemachten Medium eine Stütze gewinnt; nur er gestattet ihm, ohne Veränderung des Wohnsitzes mit der Zeit auch Eigenschaften geltend zu machen, wie die unter dem Einfluss der Anaërobiose möglichen ganz heterogenen Zersetzungsleistungen.

Dieses Bewusstsein, dass der lebende menschliche Organismus die beste Brut- und Zuchtstätte für die organisirten Krankheitsgifte ist, wurzelt tief im medicinischen Denken. Vollkommen gerechtfertigt ist das Misstrauen, mit dem der Praktiker auf die mit Hausenblasengallerte, mit Zuckerlösungen und allerlei mehr oder weniger rationell hergerichtete Compositionen blickt, in denen „Krankheitsgifte gezüchtet" werden sollen. Dass sie darin vielleicht zu präserviren sind, dass vielleicht bei ganz besonders richtig getroffener Mischung ihre Kraft sich eine Zeitlang hält — es wäre ja allenfalls denkbar. Dass sie trotzdem mit der Zeit in solchen Medien, fortwährend durch nachfolgende Generationen sich mühsam reproducirend, ihre Kraft einbüssen, hätte der Beweise, welche hinsichtlich dieses Punktes reichlich geliefert sind, kaum noch bedurft. Es mussten andere, viel schwerer wiegende Gründe sein, als solche Züchtungsversuche, welche es allmählich acceptabel erscheinen liessen, Pettenkofer's Meinung zu folgen, als er endogene und ektogene Krankheitsgifte unterschied, womit er im Menschen und ausserhalb des Menschen erzeugte meinte. Wie der Leser weiss, nahm der geniale Forscher diese Gründe aus den Erfahrungsthatsachen über Epidemien her und machte sie in verhältnissmässig kurzer Zeit bei den Hygienikern beliebt. — Wir werden, um über die Entstehung nichts zu präjudiciren (nicht aus Vorliebe für neue Worte) die hier gemeinten Unterschiede als „endanthrop“ und „ektanthrop“ wiedergeben. —

Wir sehen nun die Thätigkeit und den Lebenskreis der organisirten Krankheitsgifte am häufigsten sich im Menschen, endanthrop, vollziehen und waren bemüht, im vorigen Abschnitt Beispiele einer individuell-endanthropen Entwicklung zu geben, einer solchen also, in welcher ein Anfangs kaum der Beachtung sich empfehlender Mikroparasit stufenweise durch Züchtung zum ernstlichen Krankheitserreger wird. Gerade die relative Seltenheit dieser Art der Entwicklung gereicht unserer Darlegung des Homologismus der Infectionskrankheiten mit dem Mikroparasitenleben zur besonderen Stütze. Auch für die organisirten Krankheitsgifte ist es der weitaus häufigere Fall, dass mehrere Individuen, also eine ganze Reihe ähnlich constituirter Medien, die Züchtung der Mikroparasiten zu höheren und höchsten Leistungen übernehmen, dass, um es kurz auszudrücken, eine generell-endanthrope Züchtung die Regel ist. Wie aus einer Fäulnisscolonie entnommene Fäulnisspilze in einer ganz ähnlich zusammengesetzten aber von Mikroorganismen freien Nährflüssigkeit ihren Entwicklungsgang fortsetzen, so hat ein erstes menschliches Individuum, — haben wohl in den meisten Fällen mehrere hundert Menschen — die Vorzüchtung eines Krankheitskeimes übernommen, der auf ein bis dahin freies menschlishes Individuum übertritt. So entsteht der Begriff der Ansteckung: ist der importirte Mikroparasit garnicht adäquat, so geht er bald zu Grunde; ist er in geringem Maasse adäquat, so kämpft er eine Zeitlang mit dem Organismus mit verschiedener Entscheidung; ist er in höherem Grade adäquat, so findet er gleichsam einen Brennstoff und glimmt sich allein oder mit demselben zu

Tode; findet er aber in dem neuen menschlichen Körper das im höchsten Grade adäquate Medium, so entstehen Vorgänge viel grossartiger, gewaltiger als die Gährungen und Fäulnissprocesse. Ja wir übertreiben nicht, wenn wir von unaussprechlichen Vorgängen reden bei einem Falle von foudroyanter Cholera oder Pest, der in ein paar Stunden abläuft. Die anorganische Chemie hat für die Wechselwirkung eines Funkens und einer Quantität Pulver einen Ausdruck, den der Explosion; die Physiologie, die gewöhnlich ja die organischen Processe viel langsamer sich abspielen sieht, ist uns die Erfindung eines gleichwerthigen Terminus noch schuldig.

Die Ansteckung durch einen Mikroorganismus ist nur möglich, wenn der letztere noch lebt, noch weiter entwicklungsfähig ist. Hiermit spricht sich eine ganz selbstverständliche Wahrheit aus, und ich schäme mich fast, mit besonderer Betonung darauf hinzuweisen, dass man diese Selbstverständlichkeit in der medicinischen Infectionslehre bislang so wenig (sagen wir garnicht?) verwerthet hat. Wenn ein Mikroorganismus in einem Medium lange bei mässiger Adaptation hinvegetirt, kann man viele Monate lang andere Nährsubstrate aus diesem inficiren. Wenn aber die Wechselwirkungen beider dem Gleichniss der Explosion nahe kommen, so ist nach Ablauf des Prozesses nur noch eine gänzlich erschöpfte Nährlösung, und von dem Mikroorganismen sind nur noch lebens- und entwicklungslose Ueberbleibsel vorhanden. Wie Jemand, der einmal eine Chassepot-Patrone zufällig explodiren sah oder gar eine Granate, sich ohne weitere Erfahrung vielleicht lange Zeit noch vor messingenen Patronenhülsen oder ungeladenen Granaten fürchten könnte, so hat man voraussetzen zu sollen geglaubt, dass Bakterienrückstände noch Infectionen veranlassen müssen oder sich gewundert darüber, dass Choleraleichen und Pestleichen nicht immer anstecken.

Bevor sich über irgend eine Ansteckungsthatsache reden lässt, bevor man mit anderen Worten die Grade untersucht, bis zu denen eine Vorzüchtung der organisirten Krankheitsmaterien in einem anderen Menschen ausgeführt werden kann, mussten wir an jenes mögliche und oft eintretende Ende der explosiven Krankheitsprozesse erinnert und die Weiterentwicklungsfähigkeit der Organismen als Conditio sine qua non formulirt haben.

Werfen wir noch einen Blick zurück auf die individuell-endanthropen Züchtungen des vorigen Abschnittes. Sie zeigen hinsichtlich der Uebertragungsfähigkeit eine gewisse Exclusivität, indem sie nur hochdisponirte fremde Individuen anstecken. So glaube ich z. B. nicht, dass die Pilze von dem Kranken Israel's in den Geweben eines gesunden Individuums eine grosse Weiterverbreitung gewonnen hätten; so sind gewiss längere Unvorsichtigkeiten nöthig, ehe die Blase eines Gesunden durch die Mikroparasiten eines Blasenkatarrhkranken inficirt wird; so ist eine in Folge traumatischer Gangrän durch sich selbst inficirte Wöchnerin ein ansteckendes Medium nur für gleichfalls Frischentbundene, die für jede beliebige Art von Mikroorganismen als gedeihliches Nährsubstrat zu dienen bereit sind.

Die niederen Grade der generell-endanthropen Vorzüchtung kennzeichnen sich durch Eigenthümlichkeiten, welche sie stets zu einem günstigen Object mikroparasitologischer Vergleiche gemacht haben. Es bewahrt nämlich das frühere Medium meistens selbst noch die Mikroparasiten auf zu jenem Zeitpunkte, in dem die Erkrankung des neuen Mediums auf die Herkunft des importirten Krankheitsgiftes zurückweist. So ist es in nicht seltenen Fällen gelungen, die Identität der bei beiden thätig gewesenen Organismen nachzuweisen. Wir denken hier an eine Reihe localer Wundinfectionskranheiten, so an Erysipel, Hospitalbrand; an andere langsam verlaufende diphtherische Processe: an die Dysenterie höherer Grade, die Rachendiphtherie der Erwachsenen; endlich auch an die auf sexuellem Wege importirten Krankheiten, die Gonorrhoe und die Syphilis. Sie alle zeichnen sich ferner dadurch aus, dass der Infectionsmodus meistens bekannt, auch durch Spuren an der Invasionspforte angedeutet ist. — Das Moment der Persönlichkeit tritt noch sehr deutlich hervor durch grosse individuelle Verschiedenheit der Widerstandskraft und durch einen bedeutenden Einfluss, welchen dieselbe, wenn schliesslich doch überwunden, noch auf die zur invasiven Züchtung erforderliche Zeit ausübt; die Incubationszeiten sind, wie man sich auch ausdrücken kann, variabel. — Ein lange hingezogener, chronischer oder subchronischer Krankheitsverlauf (ganz ähnlich dem gewisser Selbstinfectionen) folgt. Das Ausdehnen in die Fläche (Wunderysipel, Nosocomialgangrän), Metastasen (Gonorrhoe) oder lange Reihen formativer Reizungen sind Regel. Ausserdem geben Andeutungen — aber nur solche — eines Fiebertypus Kunde von der zeitweiligen Machtentfaltung fremder Lebensthätigkeit im befallenen menschlichen Körper. — Die Züchtung kann, wenn sie in besonders disponirten Individuen und in mehreren zugleich vor sich geht, einen etwas höheren Grad erreichen, so dass die gesteigerte physiologische Kraft des Mikroparasiten sich durch sicherere Ansteckung deutlich erweist. Doch gehört zu ihrer Bewerkstelligung noch immer eine besondere Vorbereitung der Medien (Wunden, katarrhalisch gereizte Darmschleimhaut) oder eine lange und sichere Berührung derselben mit dem Ansteckungsstoff (Gonorrhoe, Syphilis).

Eine generell-endanthropische Vorzüchtung stärkeren Grades wird bei allen Ansteckungen anzunehmen sein, deren Zeitpunkt und Modus nur noch vermuthet wird, und an deren Invasionspforten nur seltene und zweifelhafte Spuren einer Importation sich andeuten, wie z. B. in den Vorläufern mancher Kinderkrankheiten. — Die Bedeutung der individuellen Züchtung tritt unverkennbar zurück: die Incubationen sind, wenn nicht ganz allgemein kürzer, so doch weitaus gleichmässiger, als in den vorgenannten Gruppen. So prägt sich auch die Disposition eher in allgemeinen Lebensverhältnissen (Alter, Gesellschaftsklassen) aus. Eine fast unbedingte Widerstandskraft ist gegeben in dem früheren Bestehen derselben Krankheit, in welcher also, wie wir dies wahrscheinlich zu machen gesucht haben, der nämliche krankheitserregende Mikroorganismus die für ihn besonders günstigen Nährsubstanzen bereits erschöpft hat: erworbene Immunität. — Der nach einem nie fehlenden Incubationsstadium invasiv gewordene Mikroorganismus gewinnt eine Zeitlang so entschieden die Oberhand über das ergriffene Medium, dass er dasselbe seinen eigenen Temperaturgesetzen gänzlich entfremdet und es recht beträchtlich consumirt. Im Fieber prägt sich so lange ein stark hervortretender Typus aus, bis der Mikroparasit auf den verschiedensten Wegen zum Verlassen des Körpers gezwungen wird (Exantheme, Abschuppungen, Nierenausscheidung, Expectoration). Sind diese Ausscheidungen nur theilweise von Erfolg, so erfolgen Rückfälle, Verzögerungen und Nachkrankheiten; reüssiren sie garnicht, so geht das Medium noch vor der gänzlichen Erschöpfung in Folge der durch den Mikroorganismus gesetzten unerträglichen Alteration der Existenzbedingungen zu Grunde. — Hier züchtet jedes neuergriffene Individuum wieder den Mikroparasiten zu hohen Leistungen und entschiedener Ansteckungsfähigkeit heran. Doch währt dieselbe nur eine beschränkte Zeit; bei manchen der hierhergehörigen Krankheiten (Masern, Dengue) ist sie auf wenige Tage beschränkt. Die zur Ansteckung erforderliche

Berührung eines disponirten Mediums mit dem Parasitenträger kann schon sehr kurz und oberflächlich sein; in vielen Fällen ist sie aber noch nachweisbar. Unsere Leser fanden zwischen diesen Zeilen — auch von den angezogenen Beispielen abgesehen — die acuten Exantheme: Rötheln, Dengue, Masern Scharlach, Pocken.

Die Gruppe von Infectionskrankheiten, an welcher die höchsten Leistungen der generell-endanthropen Vorzüchtung sich erweisen, ist charakterisirt durch Unbekanntschaft des Modus der Ansteckung und durch kaum erweisliche Spuren der Invasionswege: die primären Parasitenmerkmale fehlen meistens. Die sehr kurze Incubationsdauer wird von der Individualität fast garnicht, von allgemeinen Lebensverhältnissen sehr wenig, eher noch von Raçen- und Acclimatisationsverhältnissen beeinflusst. — Eine explosive Invasion, ein rapider Verlauf, durch welchen die ursprünglichen Lebensgesetze vollkommen alterirt erscheinen, der Mikroorganismus seinen eigenen Entwicklungslauf in ausgeprägt cyklischer Weise vollendet, und der Körper des Menschen in verzweifelten Ausscheidungsbestrebungen sich selbst zu vernichten scheint, bilden das Krankheitsbild. Ist das Medium beim Ablauf des Mikroparasitenlebens noch nicht abgetödtet, so hat es mehr oder weniger Aussicht noch einmal zu seinen eigenen Lebensnormen zurückzukehren. Einige dieser Krankheiten bedingen Immunität (Pest, Gelbfieber); andere nicht (Cholera). Bei der Sepsis resp. Ichorrhaemie, die z. Th. ebenfalls hierher gehören, sind Genesungen unbekannt. — Die enormen Grade der Adäquatheit der Krankheitsgifte und der Medien, welche durch die fortschreitende Züchtung erreicht wurden, prägen sich aus in der rapiden (epidemischen) Verbreitung der Mikroorganismen, in der unbedingten Gewalt, die sie allmählig über alle Medien erlangen, deren sie habhaft werden können, und die schliesslich jede Nichtdisposition und Widerstandskraft überwindet, — und in der Thatsache, dass sie, bis zu den höchsten Leistungen entwickelt, ihren Entwicklungsgang in den Medien mit so tödlich sicherer Vollkommenheit durchmachen, dass sie selbst zu Grunde gehen.

So würden die Epidemien auf der Höhe ihrer Entwicklung nicht nur plötzlich nachlassen wie sie es thun, sondern sie würden plötzlich aufhören, wenn nicht eine Reihe solcher Krankheitsfälle, in welchen das vollständige Ausleben des Krankheitsgiftes noch nicht erreicht wurde, für eine conservirende Aufbewahrung desselben gesorgt hätte. Noch entwicklungsfähige Mikroparasiten gingen in grossen Mengen mittelst der Ausscheidungen in Medien über, welche die Umgebungen der Kranken bildeten. Die Kleider und Bettstücke nahmen sie auf, oder die Gefässe und Aborte, denen sie jene Ausscheidungen übergaben, oder die Wände und Fussböden, welche durch sie direct, oder der Erdboden, die Wässer und die Luftschichten, welche indirect dadurch verunreinigt wurden. Was geschieht nun hier mit ihnen? — Man hat sich für jene Medien, welche sicher als adäquate nicht angesehen werden können, also für die Luft, für trockne, nährlose Substanzen, wie Steine, Mörtel, alte Bretter, auch für Kleider und Effecten damit begnügt, ihnen die Eigenschaft eines Aufbewahrungsortes zuzusprechen. Die bis auf eine beträchtliche Höhe ihrer Entwicklung und Machtentfaltung herangezüchteten, aber noch nach einem weiteren Entwicklungsstadium begierigen Mikroorganismen erhalten sich, wie man anzunehmen berechtigt ist, in manchen Medien fast unverändert, wie in den Kleidern der Pestkranken; in anderen involviren sie sich und werden unkräftiger, wie in der Luft und im Wasser; im Boden jedoch sollen sie, so führen Pettenkofer sowohl als Naegeli es in principiell wenig abweichender Art aus, nicht bloss ein Präservationsstadium, sondern vielmehr ein weiteres nothwendiges Entwicklungsstadium durchmachen. Man kennt die Thatsachen, welche für diese Ansicht geltend gemacht und vorwiegend von den Erfahrungen über Cholera abstrahirt sind. Jedenfalls sind dieselben bedeutend genug, um uns auf das Gebiet der ektogenen oder ektanthropen Vorzüchtung hinüberzuführen.

Ich glaube, dass man zwei Gründe gehabt hat, ein ektanthropes Entwicklungsstadium für das Choleragift anzunehmen:

1) die Thatsache, dass nicht alle Cholerafälle durch Berührungen mit Kranken ihre Erklärung finden, dass andererseits die Berührung mit den gefährlichsten Cholerakranken oft ohne Folgen blieb;
2) Die unbestreitbare Erfahrung, dass es ektanthrop gezüchtete (nicht blos so präservirte) Krankheitsgifte wirklich giebt.

Es ist nun die Frage, ob wir nicht für die Cholera ausserhalb Indiens noch mit einem ektanthropen Präservationsstadium auskommen? — Die sub 1 erwähnte Doppelthatsache erklärt sich in ihrem ersten Theile ganz ungezwungen durch die auch für die anderen Seuchen durchaus zulässigen und weder der Erfahrung noch der Logik widersprechende Thatsache eines ektanthropen Aufbewahrungsstadiums in wenigstens theilweise bekannten Zwischenmedien. Der zweite Abschnitt sub 1 zwingt nur dann zu sehr gekünstelten Hypothesen, wenn man durchaus unsere Erläuterung der höchsten Wechselwirkungen — das Zugrundegehen des Parasiten als nothwendiges Resultat derselben — von der Hand weisen will. Hierfür mag ja irgendwoher eine Begründung aus der Mikroparasitologie noch erbracht werden. Blos einer ohnehin schon recht gezwungenen Hypothese wird man aber doch eine bisher einspruchsfreie Erfahrung nicht opfern wollen. Von den im Kranken vollkommen — bis zum Ausleben — entwickelten Mikroparasiten lebte eben keiner mehr und konnte deswegen auch nicht mehr von einem neuen, noch so bereitwilligen Medium Besitz ergreifen.

Ad 2 ist es schwer einzusehen, warum eine Infectionskrankheit, die ihren constanten endemischen Bezirk hat, und deren epidemische und pandemische Verschleppung durch den Verkehr nur wenigen Forschern zweifelhaft ist, mit jenen wirklich ektogenen Krankheiten in directe Beziehung gesetzt wird, an deren Ansteckungsfähigkeit man z. Th. weniger begründete, z. Th. ganz überaus fest gegründete Zweifel hat. Dass die Cholera überhaupt des Menschen zur Züchtung ihres Keimes bedarf, dass sie im menschlichen Verkehr die Bedingungen höchster Wirksamkeit findet, kann nicht gut geläugnet werden. Wenn nun ein Stadium ektanthroper Aufbewahrung die epidemiologischen Facta erklärt, so erscheint die Annahme eines ektanthropen Züchtungsstadiums wenigstens nicht gerade nothwendig. — Vergessen wir übrigens hier nicht die nachträgliche Bemerkung, dass auch für die Gruppe der etwas niedriger im Menschen vorgezüchteten Krankheitsgifte (einige Exantheme) ein ektanthropes Aufbewahrungsstadium unzweifelhaft nachgewiesen ist.

Viel unzweifelhafter jedoch in Bezug auf die wichtige Frage, in wieweit diese ektanthrope Existenz ein nothwendiges Glied der Entwicklung ist, stehen jene Infectionskrankheiten da, die einen sichtlichen und auf keine Weise wegzudisputirenden Zusammenhang mit der Beschaffenheit des Bodens und der Luft zeigen: das Gelbfieber und die Malariaerkrankungen. Das erstere bedarf noch ganz sicher, um in hohem Grade den Menschen sich zu unterwerfen, einer endanthropen Züchtung: nur eine schon vorhergegangene Anzahl von Fällen regt die Entstehung grossartiger Epidemien an, der menschliche Verkehr gilt noch unangegriffen als ein wichtiges Glied in der Kette der Entwicklung solcher Epidemien. Aber imponirt schon die ektanthrope Aufbewahrung des Krankheitsstoffes in dem Grade, dass man die Uebertragung von Mensch zu Mensch zuweilen gänzlich zu leugnen sich berechtigt sah, so sprachen auch gewichtige Gründe hier positiv für eine Nothwendigkeit ektanthroper Züchtungsstadien. Das Gelbfieber hat keinen endemischen Bezirk, in dessen Einwohnern es sich beständig conservirte und zum Uebergreifen auf anderweite Bevölkerungen vorbereiten könnte. Es muss also bis zu der Intensität, um wieder Menschen befallen zu können, in einem anderen Medium vorgezüchtet werden. Für diese Heranbildung, welche höchst wahrscheinlich im Boden vor sich geht, spielen Feuchtigkeit und Temperatureinflüsse eine nachgewiesene Rolle, welche Manchen genügend imponirte, um die letztere auch für die Entstehung der Krankheit verantwortlich zn machen. Der Boden, welcher besonders in Betracht kommt, ist der der Küstenstriche und der Ufer grosser schiffbarer Flüsse; für sein Mitwirken spricht noch ganz besonders die Kenntniss, welche man von dem Auftreten von Gelbfieberepidemien nach dem Umwerfen des Bodens (Strassenanlagen etc.) hat. Wir haben also im Gelbfieber ein klares Beispiel einer Infectionskrankheit, deren organisirter Krankheitsstoff wahrscheinlich schon unabhängig vom Menschen entsteht, jedenfalls ektanthrop nicht nur präservirt sondern auch gezüchtet werden kann, aber doch erst durch generell-endanthrope Züchtung zu seinen höchsten Leistungen entwickelt wird.

Das Bewusstsein von einer Beziehung des Gelbfiebergifts zu den Malariagiften hatte sich in gewissen Forschern zu der Hypothese gesteigert, dass beide identisch seien. Es wurde eine exclusive Sumpf- und Fäulnisstheorie für die Entstehung des ersteren aufgestellt und mit allen möglichen Gründen und

Scheingründen für diese Identität Propaganda gemacht. Hirsch widerlegte sehr erfolgreich diese übertriebene Beziehung; war es doch klar vor Augen liegend, dass Gelbfieber so häufig durch Menschenverkehr eingechleppt wurde, dass es eine unleugbare Beziehung zu den gesellschaftlichen Verhältnissen besass, dass die Temperaturverhältnisse bei ihm eine ganz andere Bedeutung hatten, als bei der Malaria.

Trotzdem gesteht Hirsch gern zu, dass „einzelne ätiologische Momente erfahrungsgemäss das Gedeihen und die Verbreitung ebenso der Malariafieber als des Gelbfiebers fördern, dass ein jeweiliges Zusammentreffen beider Krankheiten der Zeit und dem Raume nach daher erklärlich ist.“ So wenig wir die ganz unhaltbare Identification aufzunehmen gedenken, so richtig erscheint es andererseits mit Benutzung der Etappe, welche in den „biliös-remittirenden Fiebern“ der Tropen gegeben ist, den Entwicklungsgang der echten Malariaerkrankungen dem eben betrachteten unmittelbar anzureihen.

In den Malariafiebern tritt uns das reine Bild einer unbedingt ektanthropen Keimzüchtung entgegen, wie einige in die Erinnerung des Lesers zurückgerufene Züge zeigen sollen. Das Malariagift tritt auf einer hohen Stufe seiner Züchtung in den Körper ein, es bedarf nicht einmal einer invasiven Züchtung. Wenn man bei ihm von Incubation spricht — es werden bekanntlich Fälle von monatelanger Incubation angegeben — so ist damit eine endanthrope Aufbewahrung gemeint. Der Keim hat unterdess keine Adaptationsanstrengungen machen können. Aber er blieb im Körper vorhanden und — wenn man den Ausdruck gestattet — lauerte. Der als Aufbewahrungsort dienende Körper war in seiner ungeschwächten Constitution ein wenig adäquates Medium. Da ereignet sich eine leichte anderweitige Störung, und plötzlich wird der etwas geschwächte Mensch in genügendem Masse adäquat: an eine zunächst als etwas ganz anderes erkannte Krankheit schliessen sich plötzlich typische Malariaanfälle, deren Entstehung oft unbegreiflich erscheint; sie weichen aber dem Chinin. — Meistens jedoch, und bei allen schlechter ernährten Individuen, entfaltet der importirte Keim sehr schnell seine Macht: er durchsetzt durch eine neuerzeugte Generation den Körper und erregt einen typischen Fieberanfall. Der menschliche Organismus siegt indess und erlangt seine eigenen Lebensbedingungen schnell wieder. Leider erfolgte statt einer Ausscheidung nur eine Ansammlung von Mikroparasiten resp. ihren Residuen in den feinsten Ausfaserungen der arteriellen Blutbahn: in der Milz. Die Keime respectiren in der soeben von ihnen erschöpften Blutmasse ein temporär immunes Medium und gelangen zu einer demnächstigen Attaque erst dann wieder die Bedingungen, wenn das Blut den ausgegangenen Nährstoff in Folge frischer Zufuhr von neuem enthielt. Eines endanthropen Züchtungsstadiums sind aber die Keime garnicht fähig; sie entwickeln sich nie zum Ansteckungsstoff für andere gleich organisirte Medien, im Gegentheil degeneriren sie, sehr lange in einem menschlichen Organismus aufbewahrt, allmählig spontan. — So lässt sich verständlich und ohne Ausflüchte das Malariagift charakterisiren als ein nur ektanthroper Züchtung aber endanthroper Aufbewahrung fähiges. —

Ein vollkommenes Schweigen über die Typhen würde auch der nachsichtigste Leser als eine die ganze Darstellung schwer compromittirende Unterlassungssünde empfinden. Wenn ich dieser Erwägung nachgebend auch von dieser Gruppe der Infectionskrankheiten eine kurze Entwicklungsskizze gebe, so wolle man die so unvorbereitet scheinenden Ansichten nicht deswegen verurtheilen, weil sie nicht schon durch einige „vorläufige Mittheilungen" bekannt gegeben sind. Wer hat Lust, in kurzen Journalartikeln seine Ansichten zu veröffentlichen oder wer liest, wo er nur nach Thatsachen sucht, theoretische Darlegungen? Vielleicht entschuldigen sie sich hier durch den Zusammenhang. — Die grosse und in ihren einzelnen Unterabtheilungen so mannigfaltige Abweichungen aufweisende Krankheitsgruppe der Typhen hat ein einigendes Moment: sie verdankt ihr Entstehen einem Krankheitsgift, das einen Haupttheil seiner Entwicklung in einem Medium durchmacht, für welches wir mit den Bezeichnungen endanthrop und ektanthrop nicht ganz ausreichen, weil Fäces — welche dieses Medium bilden — das eine Mal innerhalb des Körpers, das andere Mal ausserhalb desselben vorkommen. Mit anderen Worten: der Verfasser erlaubt sich, den alten Begriff des Faulfiebers in eine nicht allgemein gangbare Beziehung zu setzen, indem er den stets im Darminhalt in ungeheurer Anzahl vorfindlichen Fäulnissbakterien die Fähigkeit zuschreibt, sich unter gegebenen Umständen zu Krankheitserregern heranzubilden und nach den Einzelnheiten dieser Umstände alle jene Krankheitszustände hervorzubringen, welche wir unter den Namen „Typhus", „Typhoïd" etc. zusammenfassen. Implicite ist diese Ansicht durchaus nicht so unvorbereitet wie sie scheint; Hunderte von Typhusautoren sprechen von den Zuständen im Darm, sprechen speciell auch von den Infiltrationen, Verschorfungen und Geschwüren als unzweideutigen „Foyers", „Eintrittsstellen", oder wie wir sagen „Invasionspforten", fühlen sich jedoch stets gemüssigt, nach anderen Giften und Keimen sich umzusehen, als nach denen, welche unmittelbar vor diesen Invasionspforten lebenslang ihr Wesen treiben. Sehr nahe kommt dieser ätiologischen Anschauung Buchner: „Nach früher angestellten Erörterungen kann die Verschorfung oder der Brand der Peyer'schen Drüsenhaufen und ihrer Umgebung nur als eine Wirkung der Pilzwucherung betrachtet werden. Die Typhuspilze scheinen hier unter den vorhandenen Bedingungen die stärkeren zu sein." — Wenn die Vorstellung gelten darf, dass der im Darm befindliche Koth noch zum Menschen selbst gehört, so würde es für diejenigen Typhusfälle, bei denen irgend eine Ansteckung von aussen auf keine Weise erfindlich ist, erlaubt sein, von einem idiopathischen d. h. in unserem Sinne durch individuell-endanthrope Entwicklung entstandenen Typhus zu sprechen. Wir hatten schon gelegentlich der Bakterienfunde im Darm zu constatiren, dass eine morphologische Verschiedenheit der Dünndarm- und Dickdarmbakterien noch nicht festgestellt ist, wiesen aber gleichzeitig darauf hin, dass im Dünndarm nur oder doch fast nur die initialen Zersetzungsproducte der Fäulniss, und erst im Dickdarm die höheren Stufen derselben vorkommen. Dass die Wand des Dickdarms genügend widerstandsfähig organisirt ist, um den etwa invasiv werden wollenden Mikroorganismen der Dickdarmfäulniss zu widerstehen kann als sicher gelten: durch die Wand des Dickdarms finden die Fäulnissorganismen ihren Eintritt wohl niemals. Dagegen finden sich die Spuren ihres Eintritts, die Geschwüre, resp. die Zustände, die ihnen vorangingen, grade da, wo eine gewissermassen scheidende Grenze der niederen und entwickelteren Fäulniss stattfindet, an der Ileocoecalklappe und unmittelbar über derselben. In einer werthvollen Beobachtung über Schwefelwasserstoffgehalt des Harns weist Senator nach, dass alle Symptome auf den Uebergang des Fäulnissgases aus dem Darminhalt hinwiesen. Nur durch die Dünndarmwände hindurch konnte auch diese eigenthümliche Vergiftung erfolgt sein, da die permanente Anwesenheit des giftigen Gases im Dickdarm jede Durchlässigkeit desselben ausschliessen lässt. — Finden Störungen statt, welche die Grenze der vorgeschritteneren Fäulniss aus dem Dickdarm über die Ileocoecalklappe nach höheren Darmabschnitten verlegen, so ist der viel weniger widerstandsfähige

Dünndarm den Angriffen der an dieser Art von Zersetzung betheiligten Mikroorganismen ausgesetzt, die bald ihren Weg in die Darm- und die demnächst exponirten Mesenterialdrüsen finden. Bevor wir diese Bedingungen der Heterotopie des Fäulnissstadiums näher erörtern, verlohnt es sich zu berücksichtigen, ob die Symptomatologie der Krankheit für eine solche Auffassung einen Rückhalt darbietet. Der Fieberverlauf der Typhen ist zuerst ein continuirlicher, richtiger sagte man wohl ein sich durch zahlreich wiederholte kurze Rhythmen auszeichnender. Er entspricht, wie man ihn auch nennen mag, der nothwendigen Voraussetzung, dass immer neue Invasionen vorhandener Krankheitsorganismen stattfinden müssen, vollkommen. Sind die Mikroparasiten im unteren Theil des Dünndarms erst einmal mit invasiven Fähigkeiten begabt, so haben es die nachfolgenden Generationen mit dem Vorgange der Invasion unendlich leichter und machen in jeder durch Nahrungsaufnahme neuhervorgerufenen Zersetzungsperiode ihre Macht geltend. So wiederholt sich die abnorme Temperatursteigerung immer von neuem, von der Beendigung des ersten Choc's ab, in deutlichen Rhythmen, die den durch den Darminhalt bedingten Züchtungsperioden entsprechen. Erst nach gründlicher Entleerung des Darmes oder nach einer verhältnissmässig bedeutenden Erschöpfung des übrigen Körpers hören die wiederholten Invasionen auf, — oft genug nur, um nach neuer Veranlagung frischer Infectionsmaterie im Darm in mehrfachen Recidiven wiederzukehren.

Fragen wir jetzt nach den Ursachen, welche uns für die Heterotopie des Fäulnissstadiums bekannt sind, so nöthigen uns viele gut begründete Erfahrungen, die Entstehung der idiopathischen Abdominaltyphen durch gewaltige Nerveneinflüsse nicht für eine blosse Absurdität zu halten. Steht die gewaltige Wirkung dieses Moments auf andere Secretionen

(Galle) fest, so liegt kein Grund vor, es gleichgültig zu behandeln, wo es sich um den Verlauf der Darmzersetzung handelt. Verstopfung ist als eine Folge derartiger allgemeiner Alterationen wenigstens allgemein anerkannt. — In viel widerspruchsfreierer Weise hat man jene Abweichungen der Lebensweise und Ernährung in die Typhusätiologie aufgenommen, welche sich nach langen Reisen bemerkbar machen und hat diese oft in recht gezwungener Weise mit einfach schwächenden und mit klimatischen Einflüssen in Beziehung gesetzt. Hier begegnen sich zwei wichtige Momente, welche beide bestrebt sind, die Oeconomie des Körpers stark zu verändern. Am interessantesten werden die Erscheinungen, wenn es sich um Acclimatisationsbestrebungen handelt an Orten wo deutliche, stark alterirende ektanthrope Krankheitskeime zur gleichzeitigen Wirkung kommen: Malariaeinflüsse. Wer sich, wie der Verfasser, Jahre lang praktisch und theoretisch mit Acclimatisationsstudien beschäftigt, wer sich nur durch die gesammte geographisch-pathologische Literatur der letzten Jahre über Typhus und Malaria durchgekämpft hat, der wird ihm darin beistimmen, dass es „Typhomalariakrankheiten“ in den mannigfachsten Variationen giebt, in denen es oft schwer ist, den Antheil zu unterscheiden, welchen in Malariagegenden bei einem Neuangekommenen die auf den abweichend genährten Körper einstürmende Malaria, oder welchen das die günstige Invasionsbedingung der Malariaschwächung benützende Krankheitsgift der heterotopen Darmfäulniss in Anspruch nimmt. Die betreffenden Krankheitsverläufe geben den wechselnden Antheil beider Noxen auf's Deutlichste wieder. — Dass unter diesem Wettstreit auch jene Bilder am häufigsten zu Stande kommen, welche dem Relapsing fever, dem Typhus recurrens entsprechen, ist sicher. Doch liegt nicht die Nothwendigkeit vor, das Entstehen von Recurrens ausschliesslich von dem

Kampf der durch Malaria invasiv werdenden heterotopen Darmfäulniss abhängig zu machen. Die in dem verkommenen Proletariat der Grossstädte auftretende Recurrens erscheint vielmehr als der Ausdruck des Widerstreits der Darmfäulniss und eines durch Inanition tief geschwächten Organismus. Was an Malariaorten das Malariagift verursachte, macht an malariafreien der Nahrungsmangel, indem ein durch ihn geschwächter Körper einerseits dem eindringenden Krankheitsgift sehr willig Aufnahme gewährt, aber es nur in Absätzen und mit Unterbrechungen zu ernähren vermag.

Mit grosser Sicherheit darf man wohl Abnormitäten der Ernährung auch in qualitativer Beziehung als einen Anlass des Typhus, der heterotopen invasiven Darmfäulniss, bezeichnen. Hier steht die Frage nach der Bedeutung der ektanthropen Fäulnissvorgänge obenan. „Aendert sich“, so wird sie im vorliegenden Falle lauten, „die gewöhnliche Darmfäulniss in der Weise durch importirte Fäulnissorganismen oder deren Producte (putride Stoffe) um, dass sie zur Typhusursache werden kann?“ — Naegeli bespricht die Nahrungsmittel und das Trinkwasser als Typhusursachen und gelangt zu sehr beruhigenden Vorstellungen: „Am häufigsten geniessen wir Speisen, welche Spaltpilze und Fäulnissproducte zugleich enthalten. In erster Reihe steht hier der Käse mit seinen verschiedenen Stadien und mannigfaltigen Eigenarten der Fäulnissprocesse; es giebt Bevölkerungen und Schichten der Bevölkerung in mehr südlichen Gegenden, denen der Genuss von sehr weit gefaultem Käse eine gewöhnliche und beliebte Nahrung ist. An den Käse reihen sich kalte gekochte und rohe Fleischspeisen, die besonders wenn sie geräuchert sind, ein erstes Stadium der Fäulniss leicht ertragen, und die sogar von manchem Gaumen, wenn ein solches erstes oder auch zweites Stadium eingetreten ist, vorgezogen werden“. In diesem Citat erlaubte ich mir zwei Stellen zu sperren: die „Eigenarten der Fäulnissprocesse“ und den „sehr weit gefaulten Käse“. Hiller hat einmal Aufsehen erregt durch die Angabe, „er habe im Käse keine Bakterien finden können“ — was sich nachher als nicht so stricte gemeint herausstellte, sondern wohl heissen sollte: er habe die gewöhnlichen Fäulnissbakterien nicht finden können. Ich sehe mich zu einem Beitrag zu diesen „gefaulten Nahrungsmitteln“ befugt durch eine chemische Untersuchung des Limburger Käses. Er enthielt weder Kresol, noch Scatol, noch Indol, also nicht die Zersetzungsproducte der höchsten Fäulnissgrade, sondern nur die Anfangsproducte, welche man in den ersten Stadien der Pankreasfäulniss beobachtet. Ich glaube demnach, dass die Putrescenz, welche sich die Geschmacksorgane gefallen lassen, in der That auf „eigenartigen Fäulnissprocessen“ beruht und kann besonders nicht den raschen Schluss mitmachen, durch welchen Naegeli von diesen noch so wenig studirten Producten auf das Trinkwasser übergeht: „Eine Flasche von sogenanntem verpestetem Trinkwasser ist nur die homöopathische Dosis einer Mahlzeit von Käse“. Auch die Selbstversuche von Emmerich, der viel fauliges Wasser trank, sind hier nicht entscheidend. Er hat ja daneben ganz gut zubereitete Dinge in gewohnter Reichlichkeit genossen. — Wie Flügge gezeigt hat, ist die chemische Untersuchung des Trinkwassers noch ein schwacher Punkt. Jedenfalls kommt sie mit ihren positiven oder negativen Ergebnissen nicht gegen die Brunnenentstehung gewaltiger Typhusepidemien auf, die von ganz zuverlässigen Seiten mitgetheilt und oft mehrseitig verificirt worden ist. — Die Alteration der Darmfäulniss durch Ingesta wird aber noch wahrscheinlicher durch die Erscheinungen der Kriegs- und Hungertyphen und durch die Fälle, in denen, nachgewiesen, bestimmte Nahrungsmittel zur Entstehung typhusartiger Krankheiten geführt haben. Wer Virchow's Arbeiten über die erste Krankheitsgruppe kennt, wird sich erinnern, dass dort der Schwerpunkt einer einheitlichen Auffassung der Typhen in der exanthematischen Natur der ganzen Typhusgruppe gesucht ist. Ohne diesen Zusammenhalt bestreiten zu wollen halte ich doch das ursächliche Moment der alterirten Darmfäulniss auch durch jene Arbeiten erwiesen, wenn man sich durch die anatomischen Abweichungen (beim sog. Abdominaltyphus die Geschwüre, Schorfe, Infiltrationen — bei manchen Epidemien des exanthematischen nur katarrhalische Affectionen) nicht allein bestimmen lässt. Die Beeinflussung des Darminhalts war überall ersichtlich; sie war oft durch monatelange Misshandlung mit unmöglich scheinenden Nahrungsmitteln vorbereitet und erregte deshalb nicht jene lebhaften reactiven Veränderungen an der Invasionspforte, die ein kräftiger, eben attaquirter Organismus hervorbringen kann. — Die Ansteckungsbedingungen erleiden ebenfalls eine Abweichung: während bei dem plötzlich erregten Darmtyphus die Ausscheidungen des Darms als hauptsächlichstes Aufbewahrungsmedium des Krankheitsgiftes gelten, wird beim allmählig entwickelten Exanthematicus eine entschieden endanthrope Weiterzüchtung angebahnt. Flecktyphuskranke veranlassen nicht blos mittelst des Darminhalts, sondern auch mittelst anderer Ausscheidungen weitere ähnliche Erkrankungen.

Die letzte Gruppe typhusartiger Krankheiten zeichnet sich durch eine ektanthropische Entstehung aus, welche sich auf Thierproducte zurückführen lässt. Wir meinen die Typhuserkrankungen in Folge verdächtiger Milch und verdorbenen Fleisches. Dass hier der Verdauungstractus der Invasionsweg ist, leuchtet ein; dass eine gemeinsame Quelle des Krankheitsgiftes vorhanden ist, lehren die meistens mit erfreulicher Evidenz festgestellten Herkunftsbeziehungen. Das Urtheil über die Glaubwürdigkeit der Milchtyphen — besonders der während der letzten Jahre in England beobachteten — anheimstellend, gestatte ich mir hinsichtlich der Fleischtyphen nur an die letzte derartige Epidemie nach dem Sängerfeste in Cloten (Schweiz) einige Worte zu knüpfen, obgleich ja früher schon Wurst- und Fleisch-Typhusepidemien das Interesse erregt und lebhafte Controversen hervorgerufen haben. Nicht weniger als 500 Theilnehmer jenes Sängerfestes erkrankten in Folge des Genusses von Kalbfleisch unter Erscheinungen, welche denen des Abdominaltyphus in vielen Punkten sehr ähnlich waren, — einige zur Section gekommene zeigten auch charakteristische Erscheinungen am Darm. Jedoch wich diese Art von Typhen — wie es bei allen ähnlichen Epidemien und den Wurstvergiftungen der Fall ist — durch ganz eklatante Hauteruptionen ab. Nicht nur sehr starke Roseola, mit Knötchen, variolaähnliches Exanthem wurden beobachtet, sondern es waren bei den sämmtlichen Erkrankten auch die Lymphdrüsen: Leisten-, Nacken- und Cubitaldrüsen geschwollen. — Als von diesen Fällen 27 andere secundär angesteckt wurden, verlief bei ihnen der Typhus ganz wie ein gewöhnlicher Menschentyphus.

Wir finden in dieser Art von Typhen einen Uebergang zu den Folgen jener ektanthrop entstehenden und auf den Menschen übertragbaren Krankheitsgifte, die man als Thiergifte zu bezeichnen gewohnt ist. Ausser dem Wege durch den Verdauungskanal, den sie jeweilig nehmen, bietet der unverletzte menschliche Körper ihnen keinen Eintrittsweg dar. Aber ihre Vorzüchtung ist trotzdem eine sehr weitgediehene. Eine minimale Oeffnung des Lymph- oder Blutgefässnetzes genügt, um ihnen als Invasionspforte zu dienen, die sie meistens ohne länger vorbereitende Incubation benutzen können. Wir denken weniger an die Schlangengifte, die wohl mit grösserer Wahrscheinlichkeit als chemische Fermente zu betrachten sind, als an den Milzbrand und den Rotz, deren Invasionsspuren ziemlich lange sichtbar bleiben, und von denen der letztere sich eine gute Strecke weit auf seinem Wege verfolgen lässt. Der Mensch züchtet sie nicht weiter, wozu er auch bei den weniger entwickelten Giften dieser Gruppe (soweit deren mikroparasitäre Natur feststeht) nicht fähig ist. Beim Lyssagift könnte diese Vorstellung entstehen, da man von ihm sagt: es habe eine lange Incubation. Jedoch kämpft dieses Gift nicht während dieser Zeit, es macht keine Anstrengungen, um seine Invasion vorzubereiten, sondern es ist nur extra circulationem deponirt; es hat ein endanthropes Aufbewahrungsstadium und erregt mit dem Augenblick, wo es in die Circulation übertritt, explosive Wirkungen.

Fügen wir, — da es uns wohl erlassen werden kann, auf die Erscheinungen der ektogenen Fäulnissgifte, die schon so oft besprochen worden sind, noch näher einzugehen, — als ein interessantes Beispiel recht hoher ektanthroper Entwicklung eines Krankheitsgiftes, die sich im Pflanzenreiche vollzieht, den Infectionsstoff des Heufiebers hinzu, so glauben wir die hervorragendsten Ursprünge und Entwicklungsgänge der organisirten Krankheitsgifte durch zweckentsprechende Beispiele geschildert zu haben.

An dieser Stelle kann der Leser den Verfasser auf eine eigenthümliche Art belohnen, wenn er ein Missbehagen über die Unvollständigkeit, in welcher der letztere seinen Gegenstand vorgetragen hat, und wenn er einen gründlicheren Verfolg der entwickelten Anschauungen als Bedürfniss empfindet. Auf der anderen Seite wird vielleicht Einer oder der Andere während des Lesens die magere Skizze durch eigene Erfahrungen gefüllt und vervollkommnet haben. Zu einer vollen Durchführung der Grundzüge, welche festgestellt werden sollten, bedarf es indess nicht blos eines grossen Raumes, eines dicken Buchs; — sondern es bedarf, um sich nicht durch eine derartige viel Kraft und Zeit consumirende Arbeit in verhängnissvoller Art zu isoliren, vor Allem der Gewissheit, dass jene Grundzüge selbst mit dem Zeitbewusstsein in harmonischer Beziehung stehen, dass sie im Grossen und Ganzen der Zustimmung der mitlebenden und mitarbeitenden Fachgenossen nicht entbehren. Trifft dies zu, so wird es an weiteren, gediegneren und vollständigeren Bearbeitungen, welche die Entwicklung der organisirten Krankheitsgifte zum Gegenstande nehmen, nicht fehlen.

III. Ueber die Aufgaben, welche sich für die Medicin aus mikroparasitologischen Beziehungen ergeben.

7. Nachweisung der für die Infectionskrankheiten causalen Mikroorganismen.

„Nichts deduciren, strenge Einhaltung der Inductionsmethode!" — So soll, wie Jedermann weiss, das Losungswort eines selbstarbeitenden Naturforschers der Jetztzeit lauten. Um jedoch diesem stolzen Wort folgen zu können, müsste jeder Naturforscher das gefährliche Gebiet, vor dem er gewarnt wird, wenigstens kennen. Ohne jede Voraussetzung kann Niemand überhaupt eine verwerthbare Beobachtung machen; ein Mikroskopiker, der nicht mit Begriffen über die optischen Nebenerscheinungen, über die Wesentlichkeiten und Unwesentlichkeiten der Phänomene des zu beobachtenden Objectes ausgestattet wäre, würde alle Vorstufen welche seine geistigen Vorfahren bis zur Erfassung des Begriffes heranführten, selbst erklimmen müssen und sein Leben verbrauchen, bis er zu demjenigen Grade des Erkennens gelangte, der sich in den Elementarbegriffen ausspricht, z. B. in dem Wort „Zelle" oder in dem Wort „Mikroorganismus". Es handelt sich um dieses allgemeine Zugeständniss bei der Frage, ob man uns den Begriff des „organisirten Krankheitsgiftes“ angreifen oder zugeben will. — Der Verfasser hat sich, soviel ihm bewusst, die äusserste Mühe gegeben, mit dieser einzigen Voraussetzung und mit ihr allein ohne deducirte Tochterhypothesen zu operiren. In der Begründung dieses Begriffes schliesst er sich rückhaltslos den Ausführungen Naegeli's an. Die Infectionsstoffe können nicht Gase sein; als solche müssten sie sich rasch bis zur absoluten Wirkungslosigkeit in der Luft vertheilen und wenn sie vorher eine Wirksamkeit entfalteten, müsste diese an allen, in demselben Raum befindlichen Individuen gleichmässig erkennbar sein. Die Wirkungen der Infectionstoffe stehen in absolutem Widerspruch mit ihrer ursprünglichen Menge; sie fordern nach dem Gesetz, dass das sich Widersprechende nicht als Eines im Sein bestehen kann, die Eigenschaft der Vermehrungsfähigkeit, welche nur organisirten Körpern zukommt. Wer sich mit dieser Voraussetzung nicht befreunden will, der wird als ehrlicher Feind der ganzen parasitären Krankheitstheorie auftreten dürfen.

Mir ist, seitdem diese Hypothese von Naegeli zum ersten Male klar formulirt und physikalisch sowohl wie physiologisch gestützt worden ist, kein derartiger principieller Feind derselben literarisch bekannt geworden. Wenn trotzdem die parasitäre Krankheitstheorie von hochbedeutenden Männern noch mit ausgeprägtem Misstrauen betrachtet wird, so wissen dieselben sehr wohl, wem die Zweifel gelten; sie beziehen sich auf die falschen Freunde der Theorie, auf diejenigen Mitarbeiter an diesem Werke, die weil sie von „Deduction“ nichts wissen als den Namen, am allerersten und unbewusstesten in die Gefahr versinken, mit einem Heer von Begriffen zu operiren, die sie unwillkürlich mit der richtigen Grundvorstellung in Beziehungen setzen. In Folge der gänzlichen Unbekanntschaft mit dem Gebiete der Deduction, vor dem man sich so fürchtet, entstehen nun die auffallendsten Ueberschreitungen desselben, so z. B. die Möglichkeit fortwährend von Induction und synthetischen Beweisen zugleich zu sprechen, während doch die synthetische Methode lediglich auf der Voraussetzung beruht, dass der Inhalt der Wissenschaft nach einer bestimmten Seite bereits gefunden worden ist und selbstverständlich mit dem höchsten Begriff, also z. B. dem Begriff Krankheit den Anfang macht. Wer Gesetze durch Induction finden will, dem muss wenigstens klar sein, dass dies nur auf analytischem Wege möglich ist, und dass die analytische Methode es ist, welche von den untersten allmählig gesonderten Merkmalen ausgehend und so zu den höheren Gesetzen sich durcharbeitend, beim Aufbau der realen Wissenschaften eingehalten werden muss. — Viele Bestrebungen auf dem Gebiete der parasitären Krankheitstheorie müssen die Befürchtung erregen, dass wir im Begriff stehen, die Hypothese sich wieder in das naturwissenschaftliche Denken einschleichen zu lassen, was am meisten dann der Fall sein wird, wenn eine Ueberbürdung mit unbrauchbarem Material angeblicher Thatsachen ein klares Erkennen der unbewussten abgeleiteten Voraussetzungen erschwert.

Nur aus dem reinlichen Operiren mit der Grundvoraussetzung: „die Ansteckungsstoffe müssen organisirte Materien sein“ — können sich richtige Aufgaben für die medicinische Wissenschaft und Praxis ableiten lassen; nur diese uncomplicirte Hypothese wird die Eigenschaft haben, die inductive Auffindung der Gesetze zu erleichtern. Alle secundären Hypothesen sind ausgeschlossen, soweit sie ihre Begründung auf anderen als dem mikroparasitologischen Gebiet finden wollen. Am vorsichtigsten hat sich in dieser Beziehung die innere Klinik den deducirten Hypothesen gegenüber verhalten, —

natürlich nicht ohne sich den Vorwurf der Indolenz von anderer Seite zuzuziehen. Es war, wie ich glaube, durchaus sachgemäss, die Analogien sorgfältig zu prüfen und sich nicht durch oberflächliche Beziehungen zwischen einem kranken Menschen und einer Gährungs- und Fäulnisskolonie blenden zu lassen. Wir durften mit Recht fordern, dass man die Lebenserscheinungen der Mikroorganismen erst sorgfältig analysire, um sie am menschlichen Körper in den Fällen, da er zum Nährmedium dient, wieder zu erkennen. In dieser Richtung wünschte der Verfasser, indem er die kostbaren Vorarbeiten schon oft namhaft gemachter botanischer Forscher zum Anhalt benutzte und in seiner Weise ergänzte, eine Anregung zu geben.

Allein schon in einem Theil jener Arbeiten fanden sich deducirte Sätze, vor deren Annahme er zurückschrecken zu sollen glaubt. Bei Naegeli heisst es z. B.: „Unter den bekannten organisirten Körpern können einzig die Spaltpilze als Ansteckungsstoffe in Anspruch genommen werden; dieselben besitzen die für diese Function erforderliche Kleinheit und Verbreitbarkeit, sowie alle zur erfolgreichen Concurrenz mit den Lebenskräften des Organismus nöthigen Eigenschaften;" — „es ist wahrscheinlich, dass die Infectionspilze blos durch Anpassung eine ungleiche Beschaffenheit besitzen und ungleichartige Störungen bewirken;" — weiter heisst es, dass die Infectionsstoffe der contagiösen Krankheiten in Hautabschuppungen, Schweiss, Schleim, Eiter, Erbrochenem, Stühlen enthalten sind; — dass die Infectionsstoffe der miasmatischen Krankheiten eigenthümlich angepasste Spaltpilze sind und auf oder in der Erde entstehen, — dass die Contagien-, Miasmen- und Fäulnisspilze in so und so grossen Mengen nöthig sind, um Erkrankung zu verursachen. Auch über das Verhalten der „Pilze" werden viele durch Beobachtung nicht erwiesene und nicht erweisliche Vermuthungen z. B. über das Zugrundegehen im Wasser und das Präservationsvermögen der Luft und des Bodens Ansichten mitgetheilt, die nur als Erfahrungsthatsachen, niemals als Folgerungen aus den Beobachtungen an Spaltpilzen Geltung erlangen können. Auch Buchner wandelt auf dem Pfade seines Meisters. Auch ihm ist die abgeleitete Hypothese, dass die „Ansteckungsstoffe einzig Spaltpilze sein können" nicht weiter verdächtig. — Und doch ist es klar, dass das Naegeli'sche Buch viel weniger mit der Böswilligkeit und Trägheit der Leser kämpft als mit diesem inneren Fehler. Was ist das für ein Schluss: „Die Ansteckungsstoffe können nur organisirte Stoffe sein; — Wir kennen von organisirten Stoffen mit den sonstigen Eigenschaften der Ansteckungsstoffe nur die Spaltpilze — folglich müssen die Ansteckungsstoffe Spaltpilze sein"? — Es kann doch lediglich heissen: „Die Ansteckungsstoffe können nur organisirte Stoffe sein; — Unter den organisirten Körpern kennen wir nur eine Reihe von Spaltpilzformen mit Eigenschaften, welche denen der Ansteckungsstoffe nahe kommen — Folglich sind diese Spaltpilze unter den bis jetzt bekannten organisirten Stoffen den Ansteckungsstoffen am ähnlichsten." Doch hiesse es dem grossen Forscher Unrecht thun, wenn man behaupten wollte, er habe die Mangelhaftigkeit jener Schlussfolgerung nicht gefühlt; „es wäre nicht undenkbar," heisst es im Anschluss an dieselbe, „dass eine bewusstere Vorstellung sie" (die Infectionsstoffe) „als noch kleinere und einfacher organisirte Wesen auffassen möchte, als es die kleinsten und einfachsten Thiere und Pflanzen sind." — Viel gröber und der zwischengeschobenen Hypothese unbewusster haben nun aber Andere jenen incorrecten Schluss benutzt. Einmal galt ihnen die Sinnfälligkeit der Ansteckungsstoffe ganz über allen Zweifel erhaben. „Wenn diese Stoffe Spaltpilze sind, so muss man sie ja doch auch finden können,"

— heisst es, ohne jetzt noch daran zu denken, dass ursprünglich nur von der „grössten Aehnlichkeit unter den bisher bekannten Formen“ die Rede gewesen war. Eine wohl zur Vorsicht und an die grosse Bedingtheit unseres „Findenkönnens“ mahnende Thatsache machte auf die der Frage gegenüber Unbefangenen einen grossen Eindruck; wir meinen die Einführung neuer Beleuchtungsapparate (Abbé) und neuer Färbemethoden (Weigert) in die Mikroskopie, mit deren Hülfe neue mikroparasitologische Ermittelungen festgestellt wurden, die den mit alter Mikroskopik und ohne eine specielle Technik gewonnenen kaum mehr ähnlich waren. Hier erweiterte sich die Kenntniss also, Dank neuen Hilfsmitteln, ziemlich plötzlich um einen bedeutenden Anhalt. Liegt es nicht vielleicht noch im Bereich dieser Hilfsmittel und liegt es nicht ganz sicher im Bereich noch vollkommenerer, dass die Beziehungen der Krankheitsgifte zu den bisher bekannten Spaltpilzformen sich viel präciser und noch sehr anders gestalten werden als grade von gestern bis heute?

Statt an diese doch gewiss berechtigte Möglichkeit zu denken, statt auch nur den Beziehungen der bekannten Mikroorganismen zu ihren Nährmedien eine kritische Aufmerksamkeit zuzuwenden, verwertheten einige Forscher die nicht ohne Lücke begründete Analogie der Krankheitsgifte mit den Spaltpilzen unter noch viel schwankenderen deducirten Vorstellungen als derjenigen der unbedingten Sinnfälligkeit. „Spaltpilze sind demonstrabel, Spaltpilze bewegen sich zuweilen, Spaltpilze müssen sich reproduciren.“ — Daraus kann vernünftiger Weise gefolgert werden: „ein Etwas das unter dem Mikroskop demonstrabel ist, sich bewegt und sich reproducirt, wird, wenn nichts anderes diesem Schluss widerspricht, ein Spaltpilz sein.“ Aber die Folgerung lautete ganz anders, wie sich bald zeigen wird.

So formulirte sich die Aufgabe zunächst so, dass man es für unbedingt nothwendig erklärte, bei Infectionskrankheiten Spaltpilze aufzufinden. Wer weiss, was er finden will, der findet bekanntlich leicht. So arbeitet aber die Naturforschung nicht. Sie soll nicht Spielbegriffe des Denkens — als welche die Schistomyceten sich in der Folge erwiesen — zum Ausgangspunkt nehmen und diesen die Wahrnehmungen dienstbar machen; sondern sie soll Beobachtungen machen und dann zur Bildung von wahren Begriffen gelangen. Nur einige derart inductive Hergänge haben die Mikroparasitentheorie zu Ansehen gebracht und in erträglichem Ansehen gehalten: die Entdeckung des Bacillus anthracis und der Recurrensspirochäten, denen sich dann die anhypothetischen Forschungen R. Koch's anschliessen. — Auf der anderen Seite schlichen sich immer mehr Hypothesen ein. Eine derselben haben wir bereits ausführlicher besprechen müssen, die, dass Leichenbefunde an sich eine Entscheidung über Krankheitsgifte abgeben können. Wir versuchten den Unterschied zwischen Leichenparasiten und Krankheitsresiduen hervorzuheben und erinnerten daran, dass die pathologische Anatomie mit den letzteren und nicht direct mit den Krankheitshergängen und noch weniger mit der Krankheitsentstehung Beziehungen hat. Hätte man vor einigen dreissig Jahren und seitdem in der Art Schlüsse aus den Leichenbefunden gemacht, wie jetzt gelegentlich der Schistomycetenfrage, — wahrlich die Cellularpathologie wäre längst zu Grunde gegangen und das Ansehen der pathologischen Anatomen auch. — Es hiesse jedoch das Kind mit dem Bade wegschütten, wenn man dem Nachweise secundärer Bakterienansiedlungen — von welchen sich bei Sectionen Befunde erheben lassen, allen Werth absprechen wollte. Sind dieselben als Krankheitsresiduen gut charakterisirt (s. o.), so können sie wohl einen

Begriff darüber geben, in welchem Masse die Rückbildung solcher, zu Nährmedien von Mikroorganismen degenerirter Körperbestandtheile erschwert war. Während für ein bakterienfreies Gewebe dieser Process nur auf physiologische Widerstände stösst, während ein intacter Bluterguss, oder selbst z. B. ein von Mikroorganismen freigebliebener Unterbindungsthrombus bald wieder in physiologische Wechselwirkungen tritt und resorbirt wird, bleibt ein von Bakterien bewohntes Gewebe den Wechselbeziehungen mit diesen mehr oder weniger dienstbar. Man erinnere sich, um hiervon die deutlichsten Bilder zu haben, an Cohnheim's Versuche über Gefässembolie. — Noch ungünstiger gestalten sich Reparationsvorgänge an solchen Geweben und Organen, die, mit dem Stoffwechsel in weniger reger Verbindung stehend, von Mikroorganismen invadirt werden: gewisse Lungenaffectionen, die Schorfe im Typhusdarm, die diphtherisch ergriffenen Schleimhautschichten, alle Arten feuchter Gangrän. Nur wo Abstossung solcher Parasitencolonien möglich ist, erfolgt Genesung. — Eine ähnliche wenn auch weniger eingreifende Rolle spielen die in sich zersetzenden Secreten secundär angesiedelten Mikroparasiten. Von vorne herein zur Invasion wenig befähigt, verhindern sie doch die Reinigung der secernirenden Fläche und ihre Restitutio in integrum (Blennorrhöen der Conjunctiva, der Nase, der Bronchen, der Genitalwege) und erlangen allmählig theils die Fähigkeit in benachbarte Gewebe einzudringen, theils eine höhere Stufe der Vorzüchtung, so dass sie ein zweites Individuum anzustecken vermögen. Dieser Hergang findet auch bei den in Lungencavernen secundär angesiedelten Mikroorganismen statt, welche mit der ursprünglichen Erzeugung der Schwindsucht nicht in Beziehung stehen, wohl aber allmählig die Fähigkeit erlangen, die dem normalen Luftwechsel entzogenen Parthien durch ihre Vermehrung und Existenz resorptionsunfähig zu machen. — Was diese secundären Mikroparasiten an Verzögerung der Heilungen zu leisten vermögen, davon giebt ja jede Fistel und jede einmal zur Bakteriencolonie gewordene offene Wunde die besten Beispiele. Aber nur durch lange endanthrope Züchtung vermögen diese Mikroparasiten die Rolle von Infectionsträgern zu übernehmen. Der Krankheitszustand des sie ernährenden Mediums gewährt für den grade vorliegenden Höhepunkt ihrer Gefährlichkeit gute Anhaltspunkte.

Es ist dagegen sehr zweifelhaft, wie lange solche chronisch endanthrop zu Krankheitserregern herangezüchtete Mikroparasiten in der Leiche ihre Eigenschaft bewahren. Zieht man eine Summe von Erfahrungen zu Rathe, so trifft man nur auf diejenigen, welche auch in anderen ektanthropen Medien (denn die Leiche zählen wir zu diesen) sich conserviren können. Aber auch von diesen wird noch ein guter Theil durch die im Cadaver unausbleibliche Concurrenz vernichtet, was besonders für diejenigen Krankheitsgifte, welche zum Abschluss ihres Lebenscyklus neigen, der Fall zu sein scheint. Naegeli's Meinung, dass die Leichen für die Conservation der meisten Infectionsstoffe ein recht ungünstiges ektanthropes Medium seien, indem sie bald durch die Fäulnisspilze unterdrückt werden, stimmt mit der Erfahrung überein. — Es ist nach all' diesen Erwägungen gewiss wenig Aussicht, noch die Mikroparasiten, welche die Krankheit verursachten, in einer menschlichen Leiche zu finden; dass diese Aussicht sich dadurch erhöhe, dass man „den Secirtisch und die Oberfläche ber Leiche mit Lösung von übermangansaurem Kali abwäscht und das Secirmesser vorher glüht“ — wer glaubt es? —

Die in Betracht kommenden Schwierigkeiten wurden zum grössten Theil überwunden durch die Cautelen, welche R. Koch in seinen Infectionsversuchen anwandte. Bei der Septicämie, die er an Mäusen hervorrief, fanden sich einmal die in der Impfflüssigkeit demonstrable Mikroorganismenform noch an der Einspritzungsstelle vor, dann liess sie sich von der Impfstelle aus vorwurfsfrei verfolgen, dann endlich recognoscirte man sie an den hervorragend erkrankten Körperstellen und endlich wiederholte sich an einem zweiten und zehnten Thiere derselbe ununterbrochene Gang. Noch fester schlossen sich die Veränderungen bei der progressiven Gewebsnekrose (Gangrän) bei Mäusen und der progressiven Abscessbildung an Kaninchen an einander. Diese letztere erwähne ich hier besonders wegen ihrer so überraschenden Aehnlichkeit mit meinem oben gegebenen Falle der amputirten Frau. An der Körperstelle, an welcher eine faulende Flüssigkeit eingespritzt war, bildete sich eine flache linsenförmige Infiltration, keine Krankheitserscheinungen am Thier. Nach mehreren Tagen breitet sich diese Härte nach allen Richtungen aus, nach Bauch und Vorderextremitäten vorwiegend. Das Thier magert jetzt ab, wird schwach, stirbt nach 12—15 Tagen. In den flachen weit ausgebreiteten käsigen Abscessen fand Koch keine Mikroorganismen, nur Detritus, wohl aber in der Abscesswand deutliche zu Zooglöahaufen verbundene Mikrokokken. Diese waren, da ihre Uebertragung auf weitere gelang, als pathogene Mikroorganismen deutlich erkennbar. — Auch bei der Pyämie der Kaninchen konnte Koch den Weg der Invasion von der Rückenhaut unter die Bauchhaut, durch die Bauchmuskeln in das Peritonenm und zwischen die Gekrösfalten deutlich verfolgen; überall war es durch die als pathogen angesprochenen Mikrokokken bezeichnet. In den Blutgefässen, besonders kleineren Kalibers wurden dieselben dann recognoscirt. Die Hauptentscheidung legte aber Koch bei allen jenen Versuchen, in denen er von pathogenen Mikroorganismen spricht, auf die Wiedererzeugung desselben Entwicklungsganges in weiter inficirten Thierexemplaren. Eine sehr erhöhte Ansteckungsfähigkeit, die einzelne Formen sich durch Züchtung auf demselben Thier erwarben, schreibt er vorwiegend der Reinzüchtung zu, welche zu immer sichererem Ausschluss concurrirender Einflüsse führt. — Es ergiebt sich beim Studium dieser Versuche widerspruchslos, dass man pathogene Schistomyceten in der Leiche finden kann. Die Widerspruchslosigkeit beruht aber nur darauf, dass eine Verwechslung mit Leichenorganismen oder auch mit secundären Krankheitsresiduen, wirklich ausgeschlossen war. —

Die siegesgewissen Erwartungen, mit welchen man an das Aufsuchen causaler (pathogener) Mikroorganismen am Lebenden ging, haben einen sonderbaren (ebenfalls nur durch interpolirte Hypothesen erklärlichen) Erfolg gehabt. Die Mikroparasitologie wurde sehr bereichert, die Pathogenese der Infectionskrankheiten ging gerade auf den Gebieten, für die neue Entdeckungen am meisten ersehnt wurden, sehr leer aus. Ja es hat sich ereignet, dass in Artikeln über „ansteckende Krankheiten" des breiteren von Leukämie, Skorbut, Anämie, Katarrhen, Entzündungen, selbst Kropf und Aussatz die Rede war, und Masern, Scharlach, Cholera, Pest etc. so nebenher erwähnt wurden. Die allzugläubig angenommene Identität der organisirten Krankheitsgifte mit den Spaltpilzen die man sah, zeigte ihre Kehrseite: der Spaltpilz wurde die Hauptsache und das Gegebene, — die Krankheit wurde, wie noch zu zeigen sein wird, aus ihm construirt. Man hatte nicht gefunden was man gesucht hatte, — aber man wusste sich statt der begehrten Schätze mit den gefundenen Regenwürmern zu begnügen. — Schon oben ist geeigneten Ortes angedeutet (auch schon von Koch bei seinen Beweisen benutzt) worden, dass die einigermassen sichere Berechtigung, einen gefundenen Mikroparasiten als pathogen anzusprechen, zunächst auf seiner

Erkenntniss an der Invasionspforte und der Verfolgung des Weges, den er nimmt, beruht. Localisirt er sich erst um die deutlich erkrankten Gewebe, so kann bei Verlust jener Kriterien ein Ersatz stattfinden durch die Verfolgung dieses Anfangsendes an einem neuen Individuum, welches aber eigentlich ein Mensch sein muss, wenn das erste Individuum ein Mensch und ein Thier derselben Species, wenn jenes ein Thier war. Nur der Medienwechsel vom Thier zum Menschen ist als einigermassen zuverlässig erprobt, der umgekehrte ein sehr seltener Glückszufall, wobei ich an die von Carter in Calcutta und von Koch neulich ausgeführte Verimpfung der Recurrensspirillen auf Cercopitheken denke. — Immerhin wird auch bei den gelungensten Thierimpfversuchen festzustellen sein, dass man stets nur gewisse Ergänzungen — besonders histologisch-morphologischer Natur — ihrerseits erwarten kann, um den Ring der Krankheitsentwicklung zu schliessen, nicht aber ein vollständiges Krankheitsbild. Dieses könnte nur vorvorbereitet werden durch eine endozootische — nicht durch eine endanthrope — Züchtung der Krankheitsmaterien, zu deren Erzielung man nicht wie bis jetzt die Mikroorganismen möglichst isolirt, sondern ausgerüstet mit einer grösseren Menge adhärirender Flüssigkeits- und Gewebspartikel, ihnen einimpfen müsste. Jedenfalls kann ein Durchquälen der Krankheitsorganismen durch ganz heterogene, ihnen nur im niedrigsten Maass adäqnate Medien ihre Kraft nur abschwächen, resp. vernichten. Die Isolirbestrebungen verfolgten ein Ziel, das sie nie erreichen konnten und waren ganz zwecklos, weil das was sie beweisen wollten — Zusammengehörigkeit der ansteckenden Wirkungen mit organisirten Stoffen — unbedingte Voraussetzung war. Man darf also, indem man die Beschränkung vieler Impfversuche, nur Organismen impfen zu wollen, fallen lässt, von der Implantation grösserer von

Krankheitsorganismen bewohnter menschlicher Gewebstheile auf Thiere noch das Meiste erwarten. —

Unter den Flüssigkeiten des erkrankten Körpers sind gewisse Ausscheidungen und das Blut Hauptobjecte der Untersuchung auf Mikroorganismen gewesen. Oft fand man sie, wo gar keine Vermuthung darauf hingewiesen hatte; oft fanden hervorragende Forscher sie nicht, weil sie mit ungenügenden Methoden arbeiteten, oder weil die Mikroorganismen da, wo man sie suchen zu sollen glaubte, wirklich nicht zu sein beliebten. Es sei an Billroth's Misserfolge bei faulem Eiter erinnert; „der Eiter vollständig geschlossener Höhlen kann stinken, ohne Coccus zu enthalten; Individuen mit geschlossenen Eiterungen können stark fiebern, ohne dass der Eiter im gewöhnlichen Worte faul ist, und ohne dass er pflanzliche Vegetationen enthielt.“ Zwar wird auch gelegentlich der letzteren — und ähnlicher Angaben anderer Autoren — von den „entzündeten Geweben“ ein Freisein von Mikroorganismen behauptet; indess lehren die mit vervollkommneten Hilfsmitteln aufgenommenen erfolgreichen Durchforschungen der Wände solcher Eiterdepots, dass sie charakteristische Parasitencolonien unverkennbar enthalten. Auch hinsichtlich anderer Secrete wäre es oft wünschenswerth etwaige Funde oder Nichtfunde durch eine mikroskopische Untersuchung der obersten Schleimhautschichten zu controliren, was ja bei einigen mikroparasitischen Schleimhauterkrankungen bereits ohne Schwierigkeiten möglich gewesen ist. Die so rasch auf einander folgenden Entdeckungen bei Erysipel waren in erster Reihe wohl der Leichtigkeit dieser Controle zu verdanken. Auch in den durch Brand mortificirten Geweben fanden gediegene Mikroskopiker alten Systems nur Parasitenformen, die sie selbst als secundäre — nicht pathogene — wiedererkannten. Eine Durchforschung der eben grade gangränescirenden tieferen

Schichten mittelst neuer Technik ergiebt dagegen die wirklich massgebenden — in der Invasion begriffenen — Formen, die sich oft tief in die Gewebe hinein verfolgen lassen.

Vollkommen hoffnungslos erscheint es einstweilen, pathogene Mikroorganismen im Darm und in den der Luft unbedingt zugänglichen Secreten zu suchen. Hier findet man sehr viel neben einander, woraus sehr wenig zu schliessen ist, wie gelegentlich früherer Anlässe ausgeführt wurde.

Dem Blute gegenüber, auf welches sich die Untersuchungen der letzten Jahre hauptsächlich gerichtet haben, ist das Lymphgefässsystem bis jetzt stark vernachlässigt worden — der schwierigen Reingewinnung der Lymphe und anderer Gründe wegen, die auf der Hand liegen. Wo aber Symptome so dringend grade auf diese Bahnen — auch als Invasionswege — hinweisen, wie bei der Pest, empfindet man es mit Verdruss, dass immer nur vom Blute und den Blutbahnen die Rede ist. Ein Pestbubo ist doch wahrlich ein Anhaltspunkt, von dem sich Lymphwege bis zur Oberfläche der Haut verfolgen und sich histologisch, resp. auf Einlagerungen heterogener Elemente untersuchen lassen. — Chemische und mikroparasitologische Untersuchungen des Blutes knüpfen sich schon an die Pollender-, Brauell-, Davaine'schen Milzbrandresultate an; und zwar fallen von den mit neueren Hilfsmitteln angestellten diejenigen, welche Coze und Feltz 1866 publicirten, noch vor die Entdeckung der Recurrensspirochaete. Sie fanden, dass „beim Typhus und der putriden Infection ein Ueberschuss, bei der Variola eine Verminderung von Glycose im Blute sich zeige," dass „die Summe der Blutgase im arteriellen Blut bei sämmtlichen drei Krankheiten der normalen gegenüber vermindert, im venösen Blut dagegen — vorwiegend — durch einen Ueberschuss an Kohlensäure erhöht sei." Spätere Untersuchungen haben dann ein besonderes Gewicht auf den Nachweis von Fäulnissstoffen im Blute gelegt, nach Ammoniak oder anderen Ammoniumbasen gesucht, — soweit mir übersehbar ist, Angesichts der enormen Schwierigkeiten ohne schlagende Erfolge. — Auch für die mikroskopische Erforschung hat sich das Blut bis jetzt hinsichtlich der Mikroparasiten-Constatirung als ein recht sprödes Object erwiesen. Nicht selten lag hier ein Fehler in der Versuchsanordnung. Man darf sich über die Anwesenheit oder Abwesenheit von Mikroparasiten im Blute kein Urtheil bilden nach ein paar Blutproben, die man einem beliebigen Körpertheil entnommen und mit alten Methoden untersucht hat. Nach dieser Art zu suchen konnten selbst den geübtesten Mikroskopikern so unverkennbare Gebilde, wie die Milzbrandbacillen zuweilen entgehen. Auch für die Frage, wie man im Blut suchen und finden könne, giebt die Monographie Koch's die besten Fingerzeige und dementsprechende Resultate. Die Spirochaete Obermeieri hat schon früher und noch in den letzten Monaten revisionelle Untersuchungen erlitten, die nicht blos mit der Bedeutung kleinster Körperchen im Blute (Mikrocyten), sondern auch mit vermuthlichen Involutions- und Entwicklungsformen dieses Mikroorganismus hart gekämpft haben. Es sei in dieser Richtung auf die Artikel von Riess über Typhus recurrens verwiesen. Doch scheint sich trotzdem ihr Charakter als Mikroorganismus mehr zu bewähren als jene andere Anschauung, welche in ihnen eine Auflösungsform der rothen Blutkörperchen erkennen wollte. — Sehen wir von den von Koch im Blute von Thieren bei Septicaemie und Pyämie mit Evidenz nachgewiesenen Organismen ab, deren ähnlich klarer Nachweis beim Menschen indess noch aussteht, vermeiden wir die nicht hierher gehörige Discussion über Formen, die von ihren Entdeckern nur mit temporärer Hartnäckigkeit vertheidigt wurden (zweifelhafte Typhus-, Diphtherie-, Cholera-Bakterien), so bliebe der jüngst von Klebs und Tommasi-Crudeli beschriebene Bacillus Malariae an diesem Platze insofern zu erwähnen, als Marchiafava diesen Organismus „bei mehreren Menschen fand, welche in Rom an perniciösem Wechselfieber zu Grunde gegangen waren.“

Dieser „Malariapilz“, insofern er nicht das Schicksal der Salisbury'schen Palmellasporen und sonstiger ähnlicher Funde theilen sollte, wäre dann bis jetzt auch der einzige — abgesehen von den Organismen einzelner Thiergifte —, der an einem ektanthropen Fundort unzweifelhaft nachgewiesen ist. Die Bodenpilze, welche mit so grosser Wahrscheinlichkeit als ektanthrope Stadien des Gelbfiebers und der Cholera gefordert werden, die Mikroorganismen, welche man sich für Pest und Milzbrand so zwingend in Kleidern, Häuten, Pelzen etc. conservirt denken muss, die Luftpilze, welche die chirurgischen Kliniken und die verseuchten Gebärhäuser unsicher machen, — sie sind schon vielfach aufs Eifrigste gesucht aber noch nie mit so guten Mitteln, um sie als sicher gefunden bezeichnen zu können. Am nächsten scheinen bis jetzt noch die Luftuntersuchungen ihrem Ziele gekommen zu sein, während die Trinkwasserorganismen, denen man noch vor kurzer Zeit ein ganz hervorragendes Interesse zuwandte, durch Naegeli's Zweifel an den nährenden Eigenschaften des Wassers etwas discreditirt erscheinen. — Ergiebiger haben sich die Bestrebungen auf diesem Gebiete stets dann gezeigt, wenn man von den Voraussetzungen über bestimmte charakterisirte Formen absah und die Vermehrungsfähigkeit allein zum Kriterium des Organisirtseins machte. In Nährlösungen gebracht haben Verbandstücke, verdächtige anklebende Partikel von gebrauchten Instrumenten, mit Fäulnissjauche absichtlich verunreinigte Zeugstücke, Steine, Papierfetzen und dergleichen oft rapide Mikroorganismenentwicklung, Trübung etc. zur Folge.

Indess ist damit nur über deren organisirte Wesenheit, nicht darüber eine Feststellung gemacht, ob sie nach dem Lebensstadium in diesem mehr oder weniger willkürlich componirten Medium noch Krankheitserreger sind. Die Methoden, mittelst welcher man sie Thieren einverleibt, sind gewöhnlich ebenso gewaltsam, als die noch an den letzteren resultirenden Erscheinungen zweideutig sind. Auch beeinträchtigt die nothwendige Degeneration, welche derartige organisirte Partikel in dem Zwischenmedium erleiden, die Sicherheit jener Schlussfolgerungen, die man auf die zur Aufhebung der Reproductionsfähigkeit (Tödtung) der Mikroorganismen benutzten Mittel aus solchen Methoden abgeleitet hat. Indess dürfte diese Versuchsanordnung, durch das Erhaltensein oder Zerstörtsein der Fortpflanzungsthätigkeit den Mitteln, welche das letztere bewirken, näher zu treten, von allen bisher bekannten doch noch die empfehlenswertheste sein.

---

8. Ist die Vernichtung von Spaltpilzen eine Aufgabe der Therapie?

Von ganz besonderem Werthe müsste eine anderweitige Probe auf lebende und abgestorbene Mikroorganismen, als sie sich in der Ansteckung eines oder vieler Menschen darbietet, dann sein, wenn die Tödtung der Krankheitserreger sich als eine Anforderung an die Thätigkeit des Arztes herausstellt. Es hat nicht an Stimmen gefehlt, welche diese Anforderung als ganz selbstverständlich, als die einzige oder doch vornehmste Aufgabe des medicinischen Handelns proclamirt haben. Bei näherer Betrachtung stellt sich indess diese Meinung als auf derselben Uebertreibung basirend heraus, welche sich die cellularpathologischen Forschungsmethoden verdrängt denken konnte durch das Suchen und Finden von Spaltpilzen.

Diese nähere Betrachtung zerfällt naturgemäss in zwei Fragen, deren erste lautet:

„Wieweit ist das Tödten von Spaltpilzen, soweit sie Krankheitsgifte vorstellen, nöthig?“

und die zweite:

„Inwiefern liegt dieses Vorgehen in den Grenzen der Möglichkeit?“

Nur die von aller Erfahrung gänzlich abstrahirende Phantasie kann sich die Vermehrungsthätigkeit der Spaltpilze als eine unbegrenzte denken. Cohn hat einmal ausgerechnet, dass eine einzige Bacterie sich so vermehrt, dass die Zahl ihrer Nachkommen nach Verlauf einer Woche sich nur durch eine Ziffer von 51 Stellen ausdrücken liesse; das Gewicht dieser Production giebt er auf 7½ Million Kilogramm an. Behält man derartige Vorstellungen im Auge, so kann man allerdings auf der einen Seite sagen: „die parasitäre Krankheitstheorie ist ein Unding, denn der Begriff der Genesung ist unvereinbar mit ihr“; — und auf der anderen Seite: „Ein Leiden, bei welchem eine rapide, nachgewiesene Vermehrung von Mikroorganismen stattfindet, kann nur durch Tödtung der letzteren seinen Abschluss erreichen.“ — Kehren wir indess von solchen Vorstellungen auf den Boden der Thatsachen zurück.

Wir dürfen zunächst nur recapituliren, was wir über die Tendenz der Mikroparasiten, in einem hochadaptirten Medium ihren Lebenscyklus zu vollenden und mit ihrer ganzen Nachzucht zu Grunde zu gehen, ermittelten. Wir dürfen ferner an die so ausgesprochene deletäre Wirkung der Zersetzungsproducte auf frische Bakterienexemplare der gleichen Art, welche jene Gifte ursprünglich erzeugten, erinnern. Man wird ebensowenig die theilweise oder gänzliche Erschöpfung durch die Mikroorganismen vergessen haben, welche ihr Weiterkommen in derselben Nährlösung nach einer gewissen Zeitperiode unmöglich macht und ihrer Vermehrung ein Ziel setzt. Ohne Bakterienernährung keine Bakterienvermehrung. Diese Thatsachen würden allein genügen, um das Ausleben der Bakterien in anderen Nährsubstraten zum sicher wahrscheinlichen, ja berechenbaren Ausgang der ganzen Wechselwirkung zu machen. Indess arbeiten noch viele andere Prozesse, um diesen Ausgang überall herbeizuführen. Wir machten dem Leser im ersten Abschnitt den Hergang der Concurrenz und des Kampfes um das Medium anschaulich, wir sahen, wie secundäre Parasiten ihre Vorarbeiter verdrängten, wir lernten derartige Vernichtungsmetamorphosen unter Ausschluss alles äusseren Zuthuns kennen. Wir ermittelten, wie Störungen der Ruhe, der Aussentemperatur, des Luftzutritts, des Wassergehalts, geringe chemische Alterationen und elektrolytische Einflüsse an der Zerstörung des Bakterienlebens eine hochbedeutende Betheiligung entfalten. — Die Betrachtung des endanthropen Bakterienlebens wies uns auf noch andere Einflüsse hin: auf den Kampf mit den Existenzbedingungen der lebenden Zelle, auf die ungünstig wirkende, weil nahrungerschöpfende Alteration der Nachbarschaft, auf die Losstossung, welche das bisherige Medium ausser Connex mit den begünstigenden Eigenschaften des Körpers setzt. Buchner stellt als einen weiteren Grund dafür, dass die Mikroparasiten im Menschen nicht unendlich leben, die Compression der dieselben umgebenden Zellen hin, so dass diese gereizt einen gewaltigen Druck und einen hemmenden Einfluss ausüben; ein Vorgang, den er besonders zur Erklärung der spontanen Begrenzung des Brandes heranzieht. — Wenn man aus den subtilen Grenzen ein Studium gemacht hat, in welchem sich die für das Bakterienleben erforderliche Aussentemperatur demselben freundlich zeigt, so wird man mit Interesse die Frage aufwerfen, ob nicht schon eine Erhöhung derselben um 3—4° C. eine gegentheilige störende Wirkung ausüben kann. Grade für das Bacterium termo, den Spaltpilz der ektanthropen Fäulniss, konnte Eidam eine verhältnissmässig niedrige Tödtungstemperatur (von 45°) nachweisen. Ist es absurd anzunehmen, dass auch der Mikroorganismus der endanthropen Putrefaction (im Typhus) ähnlichen Gesetzen folge, dass er, der bei 37 und 38° C. üppig sich entwickelt, bei 40 und 41° der Wärmestarre und Abtödtung verfällt? Zwingen nicht fast gewisse Fieberverläufe mit ihren nächsten Folgen zu einer bedingten Concession an Stahl's Fieberlehre? — Mag man indess die letzten Erwägungen so skeptisch beurtheilen, wie man will, — die zuerst aufgeführten Absterbebedingungen sind wohl jedem Leser so nahe gelegt, dass er den Umfang der Aufgabe, Bakterien tödten zu müssen, etwas eingeengt sieht.

Eine zweite Frage war die, ob und wiefern wir Bakterien tödten können. Schon in unseren Töpfen und Gläsern stossen wir auf eine grosse Lebenszähigkeit derjenigen Mikroorganismen, an denen sich spontan die Tendenz abzusterben noch garnicht ausspricht. Bekannt sind die äusserst skeptischen Auslassungen Naegeli's über diesen Punkt. Als unbedingt zuverlässiges Mittel, um den Tod der Spaltpilze herbeizuführen, erkennt er nur die Hitze an und zweifelt selbst an dieser, wenn sie als trockne Hitze zur Anwendung kommt. Benetzte Spaltpilze sollen bei 110° sterben. „Wenn die Ueberführung der Infectionsstoffe in den nassen Zustand nicht möglich ist, muss ihre Zerstörung überhaupt als unausführbar betrachtet werden.“ An einer anderen Stelle hat der Verfasser dieser Schrift versucht, Thatsachen zu sammeln, nach denen dieser Widerstand der durch trockene Hitze behandelten Spaltpilze — wie Cohn dies schon nachdrücklich hervorhob — in erster

Reihe auf deren Sporenform zurückzuführen ist. Sporen sind überhaupt kaum durch ein anderes Mittel zu vernichten als durch Feuer. — Andere Entwickelungsstadien der Spaltpilze bieten dagegen den schon mehrfach genannten physikalischen und chemischen Wirkungen Angriffspunkte dar, — sie haben auch in sogenannten antiseptischen Stoffen ihre Feinde. Bevor wir jedoch diesen unsere Aufmerksamkeit zuwenden, sei betont, dass wir zunächst immer noch von ektanthropen Mikroorganismen sprechen. Es ist ganz plausibel, dass wir nicht nur andere uns gleichgültige Mikroorganismen in geeigneten haltbaren Gefässen auf verschiedene Weise mit solchen Giften malträtiren können, sondern wir können auch viele dieser Gifte im Boden, an Kleidern, an den Wänden unserer Wohnungen und an deren Geräthen in Anwendung bringen. Schwieriger ist eine solche schon gegenüber der Luft und dem Wasser, soweit beide einer Benutzung durch Menschen oder Thiere nicht entzogen werden können. Die ausgedehnteste Beeinflussung solcher ektanthropen Medien ist bekanntlich an den Abfuhrstoffen ausgeübt worden. Hat sich aber selbst bei ihnen eine Filtration durch Bodenschichten und die nachherige Erschöpfung des verunreinigten Bodens durch Pflanzenwuchs gegen Fäulnissorganismen hilfreicher erwiesen, als alle Desinfectionsmittel, so wird, wo die Brauchbarkeit der Luft und des Wassers im Auge behalten werden soll, von denselben noch weniger zu erwarten sein. Soll endlich nun von einer Bakterientödtung am Menschen durch chemische Mittel, also durch Salpetersäure, Salzsäure, Schwefelsäure, schweflige Säure, Jod, Brom, Chlor, Kupfer- und Zinksalze, Sublimat und andere Quecksilberverbindungen, Arsen, ja auch nur durch die Mehrzahl der gegen gewisse Mikroparasiten wirksamen organischen Substanzen die Rede sein, so kann es sich meistens nur um äusserliche Anwendung handeln, da wir experimentell eine Tödtung von Bakterien innerhalb eines ihnen adäquaten Mediums nur unter der Bedingung innigster mechanischer Berührung kennen. Wer nun die Schwierigkeiten aus seinen physiologischen Kenntnissen zu beurtheilen weiss, welche einer solchen innigen Mischung, resp. einer Durchdringung der Gewebe durch die Arzneimittel entgegenstehen, wer festhält, dass in höherem Sinne adäquate organische Medien nur durch die gewaltsamsten Behandlungen von Mikroorganismen befreit (sterilisirt) werden können, dem wird das Verständnis für die innere Anwendung der Benzoe-, oder Salicylsäure und ihrer Verbindungen, selbst der Carbolsäure und anderer Aromatica und Antiseptica sehr schwer werden. Vielleicht bleiben für den Versuch einer solchen Sterilisation des menschlichen Körpers einige anorganische Säuren, der Alkohol und das Chinin die einzigen Anhaltspunkte.

Es beantworten sich also die oben gestellten Fragen so, dass die Vernichtung der Spaltpilze grösstentheils durch deren Lebensbedingungen stattfindet, dass auch die organisirten Krankheitsgifte ihre Vernichtungsbedingungen in sich tragen und im erkrankten Körper ihnen noch neue erwachsen; dass die Erfüllung des Bestrebens andererseits nur während des ektanthropen Stadiums der organisirten Krankheitsgifte und allenfalls an den Oberflächen des menschlichen Körpers möglich ist. Daher ist die Vernichtung der in Betracht kommenden Mikroorganismen theils eine anderweitig erledigte, theils der Therapie unerfüllbare Aufgabe. —

Eine viel präciser gestellte Frage wäre die, ob wir durch bestimmte Vorkehrungen die organisirten Krankheitsgifte bei ihrer Entwicklung stören können und sollen? — Diese Doppelfrage kann ohne Umschweife bejaht werden. Sie hat man im Auge, wenn soviel und so ungenau von Bakterientödtung gesprochen und wenn dabei der Name Lister's gemissbraucht wird. Was bewirkt ein correct ausgeführter Lister'scher Verband? — Er hält, wie Jeder weiss, eine grosse Anzahl ansiedlungsbereiter Mikroparasiten von einem willfährigen Medium, wie es jede Wunde darstellt, fern. Hält er aber etwa alle diese Parasiten ab — oder tödtet er die, welche vor seiner Anlegung sich vielleicht doch schon eingenistet hatten? — O nein, man hat unter den besten Lister'schen Verbänden Spaltpilze nicht nur, sondern ganz unzweifelhaft vermehrungstüchtige Spaltpilze gefunden. War aber dieser Fund des ausserordentlichen Interesses würdig, welches man ihm widmete? — Wäre stets festgehalten worden, dass das Vorhandensein, die Bewegungs- und Vermehrungsfähigkeit der Spaltpilze gar keinen Massstab der Wechselwirkungen geben, welche sie im Medium veranlassen, so hätte man sofort diesen Fund für das genommen, als was er sich herausgestellt hat. Er sprach gegen diejenigen, welche den primitiven Parasitismus verwechseln mit den Adaptationen höherer Grade, — er sagte garnichts gegen Lister aus. Denn wenn unter sämmtlichen Lister'schen Verbänden, die bereits angelegt sind, Mikroorganismen mit den eben genannten Fähigkeiten in grosser Anzahl gefunden wären, oder wenn ihre Existenz für alle noch zukünftigen Lister'schen Verbände authentisch nachgewiesen würde, so bedeutet das nur, dass Lister seinen eingentlichen Zweck doch erreichte, und dass ihm bei dem Ausdruck dieses Zweckes ein Missverständniss mit unterlief. Er hat nämlich neben möglichster Abhaltung des Mikroparasitenlebens erstrebt und erreicht den Zweck einer Entwicklungshemmung. Die unter dem Lister'schen Verbande sich fortpflanzenden Mikroorganismen werden nicht invasiv und erlangen keine ansteckenden Eigenschaften. Das Letztere folgt aus dem Ersteren schon desshalb, weil sie nur durch die Erfolge der Adaptation ihre Entwicklung bis zur

Uebertragungsfähigkeit fortführen können. Sieht man doch schon die oberflächlichsten Carbolsäure - Behandlungen, die ein sehr üppiges Bakterienleben noch zulassen, jene höheren Entwicklungsstufen verhindern: die Mikroorganismen verharren auf dem in Besitz genommenen Körper im Verhältniss des primitiven Parasitismus und erlangen die Fähigkeit auf andere Wunden überzusiedeln, in kaum bemerkbaren Graden.

Diese Betrachtungen werden auch die Rivalität verständlich machen, in welche jetzt die offene, d. h. ganz offene Wundbehandlung der Lister'schen gegenüber getreten ist. Ohne dass bisher die umstimmende und züchtende Kraft des anaërobiotischen Verhältnisses ganz klargestellt wäre, macht man doch von der Erfahrung Gebrauch, dass Wundparasiten, welche noch in lebendigem Verkehr mit der Luft stehen, selten invasive Eigenschaften erlangen und zu bedenklicheren Zersetzungen innerhalb der Gewebe führen. Die Erfahrung ist alt, noch viel älter als ihre Empfehlung durch die dafür citirten Chirurgen und deren Erfolge. In einem Panaritium ersten Grades, welches die Epidermisschichten in immer weiterem Umfange unterminirt und blasenförmig abhebt, finden sich zahlreiche invasiv gewordene Mikrokokken, besonders in den Randparthien. Im Augenblicke, da die den Luftzutritt hindernde abgestorbene Epidermisplatte durch einen circulären Scheerenschnitt fällt, hört jede innigere Beziehung der Panaritienbewohner zu den angrenzenden Gewebsparthien auf. Man kann sie noch deutlich unterscheiden, man kann sie auf Zuckerwasser züchten, — aber ihre geringen invasiven Eigenschaften (die trotzdem sehr unangenehm sich bemerkbar machten) sind mit dem ungehinderten Luftzutritt erloschen. — Mit vollem Recht heisst nach den noch viel grossartigeren praktischen Erfahrungen, die man an wirklich offenen Verletzungen gemacht hat, eine neue Parole des Mikroparasitenkampfes: keine anaërobiotischen Existenzen dulden! —

Die innere Medicin scheint auf den ersten Anblick auch in Bezug auf die Entwicklungshemmung des Mikroporasitenlebens mit der äusseren (in welche für diesen Gesichtspunkt auch die Geburtshülfe mit der Prophylaxe der Puerperalerkrankungen einbegriffen ist), nicht concurriren zu können. Der Krankheitsbeginn erst ist auf ihren Gebieten häufig das Signal, dass eine innigere Adaptation des Mediums schon stattgefunden hat, dass die Invasion bereits perfect geworden ist. Während wir dort die Pforten des Krankheitsweges kannten und sie nur zu überwachen hatten, überraschen uns hier Vorgänge, über deren Eintrittswege wir oft kaum Vermuthungen haben. Wo aber diese Vermuthungen gegründet sind, wo sie sich der Gewissheit nähern, da sollte gleichfalls die Herstellung normaler Bedingungen an der Eingangspforte und die Ueberwachung eines davor bemerkbaren Parasitenlebens zu einer ernsten praktischen Aufgabe werden. Es ist bekannt, wie selten diejenigen sogenannten Diphtheriefälle einen schlimmen Ausgang nehmen, die der Hausarzt, allarmirt durch einen Fall in der Familie, gelegentlich einer prophylaktischen Inspection entdeckt. Man ist hierbei zu schnell geneigt gewesen, die glücklichen Resultate der eingeleiteten Behandlung auf eine Verwechslung gutartiger Tonsillenpilze (deren Existenz wohl Niemand läugnen wird) mit „echten" Diphtheriepilzen zurückzuführen. Viel logischer erklären sich doch jene so häufigen Erfolge durch die Unruhe und Entwicklungsstörung die man den durch Zufall rechtzeitig entdeckten Mikroparasiten von diesem Augenblick an bereitete; — mögen auch zuweilen die zur Anwendung gebrachten Hemmungsmittel nicht grade die besten gewesen sein, sie genügten doch, um eine höhere Accommodation des Eindringlings unmöglich zu machen. —

Viele verwerthbare praktische Erfahrungen über das „Coupiren von Infectionskrankheiten“ und die „Verminderung der individuellen Disposition“ lassen sich ohne Zwang diesem Gesichtspunkt der absichtlichen Entwicklungsstörung verdächtiger Mikroparasiten unterordnen. Er empfiehlt sich statt des schiefen der Bakterientödtung, als für die schönsten Erfolge der äusseren Therapie erprobt und vielfach ausführbar, auch der inneren Heilkunde.

Schluss. Offener Brief an Herrn Professor Klebs in Prag.

Hochgeehrter Herr Professor.

Wenn es auch Ihnen selbst natürlich vollkommen gleichgültig sein wird, ob ein obscurer ci-devant Japanischer Professor und jetziger Privatdocent Ihrer in einer Ihr Thema behandelnden Schrift so häufig Erwähnung thut, wie der Umfang der von Ihnen geschaffenen Schistomycetenliteratur es erheischt, oder nicht, — so empfinde ich es doch als Pflicht, Ihren zahlreichen Mitarbeitern, Schülern und Freunden für diese anscheinende Nachlässigkeit eine Erklärung zu geben. Vielleicht wäre man geneigt, dieselbe in einer bodenlosen Beschränktheit zu finden, der es versagt blieb, die hervorragendsten Erzeugnisse der neueren medicinischen Literatur geistig zu durchdringen, einer „weitgehenden Ignorirung der pathologischen Erfahrungen" wie Herr Soyka von Naegeli sagt. Hiergegen kann ich mich nur dadurch vertheidigen, dass ich noch in diesem Schlussabschnitt ein Zeugniss davon ablege, ob ich Ihre Artikel studirt habe. Zunächst kommt es mir indess darauf an, den Vorwurf der „böswilligen Absicht" abzuwälzen, den man vielleicht zweitens gegen mich erheben könnte. Von diesem reinigt mich ein Blick in die ursprüngliche Anlage meiner Arbeit, welche ich zuerst von Anfang bis zu Ende in der Form an Sie gerichteter „offener Briefe“ concipirt hatte. In einem meiner unbedeutenden Stellung entsprechenden Ton sollten darin zunächst einige Bedenken vorgebracht werden, welche ich schon lange gegen Ihre Fragestellung hegte, und in den letzten Briefen wollte ich mir die Bitte gestatten, auch meinen positiven unmassgeblichen Ansichten Ausdruck geben zu dürfen. Als ich jedoch nach einer Arbeitspause diese ursprünglichen Entwürfe wieder überlas, kamen sie mir urlangweilig vor; ich witterte instinctiv, dass kein Mensch sie zu Ende lesen werde und war nahe daran, die ganze Veröffentlichung als durchaus inopportun fallen zu lassen.

Doch machte ich vorher noch einen Versuch, die Sache umzudrehen, d. h. das Wenige, das ich selbst über die Frage der Krankheitsgifte wusste, zuerst zu sagen und Ihnen dann einige bescheidene Einwände gegen Ihre Untersuchungsmethode zu machen. Dies sah sich schon hoffnungsvoller an, obgleich die Aufgabe, fast auf jeder Seite polemisiren zu sollen, mir recht mühsam erschien. Es giebt ja kurze schlagende Darlegungen, die durch eine feine, etwas ätzende Polemik erst recht lesbar, wie man sagt, piquant werden. Da aber meine Erörterungen einmal in einer gewissen geschlossenen Langsamkeit vorschreiten, und mir zweitens die Gabe, eine feine und piquante Polemik zu führen, gänzlich abgeht, wurde mir auch bei dieser Anordnung des Stoffes das Bezugnehmen auf Ihre „Beiträge zur Kenntniss der pathogenen Schistomyceten“ und besonders das Wiedergeben von Stellen aus denselben blutsauer. — Endlich entdeckte ich glücklicherweise, dass Sie eigentlich meistens von ganz anderen Gegenständen redeten als von den mir wissenswerthen und kam dadurch in die angenehme Lage, nur noch wenige Punkte übrig zu behalten, in deren Auffassung ich von der Ihrigen wirklich abweiche. So entstand der Gedanke, diese Punkte im Schlussabschnitt separat zu behandeln, so erklärt sich die Dürftigkeit der Sie betreffenden Citate, so fällt, wie ich hoffe, jede Vermuthung einer böswilligen Absicht fort. —

Der erste Punkt, in welchem ich dissentire, betrifft also die Fragestellung und beruht wahrscheinlich blos auf meiner schwerfälligen Denkweise und einer gewissen Pedanterie. Nachdem ich lange in Ihren Schriften gesucht hatte, um dahinter zu kommen, was Sie eigentlich in denselben beweisen wollen, nachdem ich speciell hinsichtlich der Aufgabe, „für jede Infectionskrankheit einen bestimmten Organismus als Erreger derselben nachzuweisen“ immer wieder und wieder verschiedene Programme gefunden hatte, kam mir endlich zu meiner grossen Freude Ihr Artikel „Ansteckende Krankheiten“ in Eulenburg's Realencyklopädie zur Hand. An dieser Stelle, das wusste ich, bei dieser Gelegenheit, durch welche der kommenden Generation von Aerzten ein dauernder fester Anhalt für ihr medicinisches Denken dargeboten werden sollte, — hier musste sich die Formulirung Ihrer Aufgaben so vorfinden, wie sie sich in Ihnen als das Resultat zehnjährigen eifrigen Arbeitens, schärfsten Nachdenkens und einer begeisterten Intuition entwickelt hatte. Diese kostbare Stelle, dieser Brennpunkt Ihrer Resultate lautet so: „Es sind vier verschiedene Aufgaben, in welche die grosse allgemeine Aufgabe für jede einzelne Infectionskrankheit zu zerlegen ist: 1. der Nachweis der Organismen, 2. die Isolirung und Züchtung derselben, 3. die Synthese der specifischen Krankheit durch Uebertragung der Rohproducte und der gezüchteten Formen. Gelingt dieses letztere, so folgt noch 4. der die Schlussentscheidung liefernde Versuch, nämlich die Trennung der festen und flüssigen Bestandtheile und der Nachweis der Wirksamkeit jener, der Unwirksamkeit dieser.“ (Wörtlich). — — Furchtbare Enttäuschung! — Der Nachweis — wo? — Die Isolirung und Züchtung, — die Synthese, — und dann noch einmal die Trennung der festen und flüssigen Bestandtheile? — Mir schien als hätten sie sagen wollen:

> „Die grosse Aufgabe zerfällt in: 1. den Nachweis (mittelst Mikroskops und Constatirung der Vermehrungsfähigkeit), dass das einem inficirten Kranken entnommene Material aus Mikroorganismen besteht; — 2. Mittelst dieser Organismen und zwar durch die von allen Anhängseln befreiten, an einem dritten Individuum wieder dieselbe Krankheit hervorzubringen.“ —

Doch wäre es ja vollkommen unstatthaft, Ihrer Fassung eine andere zu suppeditiren. Wir betrachten also jene allein als Ihren Willen ausdrückend und gerathen leider, sie näher ins Auge fassend, auf den zweiten Differenzpunkt.

Dieser zweite Punkt, der eigentlich ein Wölkchen von Punkten ist, soll nichtsdestoweniger ebenso coulant erledigt werden wie der erste. — Es handelt sich zunächst um die Aufgabe nachzuweisen, dass gewisse irgendwo aufgefundene mikroskopische Wesen vermehrungsfähige Mikroparasiten sind. Um dies zu constatiren genügt eine gegen jeden Einwurf der unabsichtlichen Verunreinigung sichergestellte bakterioskopische Methode: die Beobachtung, wie sich aus jenen wenigen Individuen grosse Colonien von Mikroorganismen auf keimfreien Nährsubstraten entwickeln, resp. die ununterbrochene Verfolgung der Entwicklungsstadien eines einzelnen dieser Individuen auf dem erwärmten und sonst gehörig ajustirten Objectträger unter dem Mikroskop. Mit der Erbringung einwurfsfreier positiver Ermittelungen ist der Beweis des Organisirtseins der fraglichen Materien geliefert und kann auf keine Weise verschärft oder noch unwiderleglicher gemacht werden. Nur Jemand, dem bei jedem Mikroparasitenfunde sogleich allerlei Muthmassungen über die parasitären Wirkungen höchsten Grades vorschweben, wird eine Masse von Zeit und Arbeitskraft auf Bestrebungen verwenden, welche durchaus noch irgend etwas mehr an den — vielleicht ganz unwichtigen und beziehungsarmen — Mikroparasiten erweisen sollten, als deren Wesenheit und als an ihnen zu erweisen möglich ist. — Aus diesem unklaren Wollen entsprang die Mehrzahl jener „Isolirungs- und Züchtungsversuche", sowie auch Ihre No. Vier, „die" — in ihrer Zeitfolge und sonstigen Anordnung ganz räthselhaft dastehende — „Trennung der flüssigen und festen Bestandtheile." — Diese Bestrebungen mussten so fruchtlos ausfallen wie sie ausgefallen sind. Auf Seite 37 meines Textes erinnerte ich an die physikalische Unmöglichkeit, kleinste Körperchen wie die Spaltpilze von ihren letzten Flüssigkeitstheilchen — ohne gleichzeitige Zerstörung — zu befreien und möchte hier auf die erschöpfende Behandlung dieses Gegenstandes durch Naegeli's Vortrag in der Bairischen Akademie der Wissenschaften am 7. Juni 1879 noch ausdrücklich hingewiesen haben. — Auch Ihnen ist von „befreundeter Seite" diese Erkenntniss zugänglich gemacht worden, so dass Sie sich entschliessen (Artikel „Ansteckende Krankheiten" in Eulenburg's Realencyklopädie p. 352) diese vergeblichen Bemühungen fallen zu lassen und die den Bakterien schlechthin adhärirenden Flüssigkeiten als den Organismen selbst gehörend und unter allen Umständen mit ihnen gleichzeitig wirkend zu betrachten. — In der That ist es wohl der schwächlichste Einwand gewesen, der je der parasitären Theorie gemacht worden ist, „dass die durch Spaltpilze" (und zwar, wie dabei immer zugestanden wurde, allein durch sie) „hervorgebrachten Gifte von den Spaltpilzen selbst getrennt zu behandeln seien.“ Wenn feststeht, dass kein Klapperschlangengift existirt und zur Wirkung kommt ohne Klapperschlangen, so werde ich zur Erforschung des Giftes zunächst doch den letzteren selbst auf die Spur zu kommen suchen; wenn ich die Schädlichkeiten des Klapperschlangengiftes verhindern will, werde ich die Schlange und ihre Brut tödten und wenn ich die letzte Klapperschlange erschlagen habe, werde ich das Klapperschlangengift für immer ausgerottet haben. Aehnliche Vorstellungen werden uns stets leiten, so lange wir die Mikroorganismen als verschieden geformte auftreten sehen. Wären freilich alle identisch, so könnte man eher an besondere von ihnen unabhängig entstandene Gifte denken — eine Vorstellung, die nach Lage der Sache etwas so Gezwungenes hat, dass es zu ihrer Abweisung jenes gewaltigen Apparates nicht bedurfte.

Für nicht nutzbringender als jene Trennungs- und Isolirbestrebungen muss ich die Züchtungsexperimente erklären, soweit dieselben darüber hinausgreifen, die Reproductionsfähigkeit der gefundenen Organismen beweisen zu sollen. Was soll dadurch erreicht werden, dass man das als vermehrungstüchtig und organisirt bereits erwiesene Material immer aus einer Gallertkapsel in die andere verimpft? Es soll immer reiner werden, wird gesagt. Die Erzielung dieser Absicht ist, soweit ein gering adaptirtes Medium herangezogen wird, mindestens zweifelhaft, ein anderer Effect indess ganz sicher. Wie Seite 33 des Textes darlegt, kann höchstens eine vermehrte Adaptation der Organismen an die Lebensweise in der Hausenblasegallerte die Folge sein, und wenn das über die Veränderung der Wechselwirkungen bisher Ermittelte nicht reine Fabel ist, kann ein vollkommen für dieses Medium adaptirter Parasit unmöglich gleichzeitig ein Parasit mit hervorragenden Wechselbeziehungen zum Menschen- und Thierkörper sein. Nur eine Degeneration ist in Folge einer derartigen „Züchtung“ möglich, wenn es sich um Krankheitsgifte handelt; ist schon die Bewahrung der früheren Kraft und Wirkungsweise zweifelhaft, so ist eine Steigerung — also eine Züchtung im engeren Sinne — doch gradezu undenkbar. Abgesehen hiervon machen es aber auch die Experimente von Koch in hohem Grade wahrscheinlich, dass nicht blos für die Steigerung durch accommodative Züchtung sondern auch für die Reingewinnung der Formen der Thierkörper selbst das beste, das einzige geeignete Medium ist. — Auch an diesen Bemühungen haben Sie nun, hochgeehrter Herr Professor, wie nicht anders zu erwarten, selbst einen Degout bekommen und sind schliesslich dahin gelangt, — ganz im Sinne von Naegeli — zu constatiren, dass die Erscheinungen der Infectionskrankheiten „ja selbstverständlich nur durch vermehrungsfähige Organismen zu erklären seien“ und garnicht anders gedacht werden können („Ansteckende Krankheiten“ l. c. p. 352): die durch Sepsin und ähnliche als rein chemische Fermente aufgefasste Stoffe hervorgerufenen biologischen Veränderungen seien eben keine Krankeitszustände, die mit den Infectionskrankheiten zu confundiren wären etc. — Im Munde Naegeli's haben aber diese Bemerkungen und ihre Begründung einen ganz anderen Klang, als bei Ihnen. Dort handelt es sich um eine auf klare biologische Begriffe gestützte einzige naturphilosophische Voraussetzung (s. S. 103 des Textes); bei Ihnen erscheint nach so vielen fruchtlosen Bemühungen, aus dem isolirten Parasiten selbst etwas Entscheidendes herauszubringen, diese Auffassung nur als erzwungene Resignation.

Gleichviel indess, — in Ihrem Punkte Drei, der „Synthesis der Krankheiten“ nähert sich Ihre Auffassung sehr der von uns als absolute Nothwendigkeit dargethanen Aufgabe, „den Grad der Wechselbeziehungen der Parasiten zu ihrem Medium als Thatsache an dem letzteren selbst festzustellen.“ Sie studiren also, wie jeder Beobachter kleinster Organismen es thun muss, die von den Parasiten auf ihr Nährsubstrat ausgeübten Wirkungen an diesem. Einen Versuch, diese Aufgabe an dem von Ihnen als Zwischenmedium beliebten Substrat der Hausenblasengallerte zu lösen, finde ich im Archiv für experimentelle Pathologie Bd. IV, p. 109ff. Die mehrjährigen Culturen von Mikrosporon septicum, welche Sie in zugeschmolzenen Glaskammern wuchern liessen, zeigten nicht allein vermehrte Schistomyceten, sondern auch Krystalle. Von diesen Krystallen sagen Sie (p. 110) ohne weitere Vermittlung: „Ich möchte demnach (sc. weil bei ihr Krystalle im Blute vorkommen) auch die Leukämie für eine Infectionskrankheit halten, bei welcher indess schon wegen ihres mehr protahirten Verlaufes nicht in allen Fällen die Anwesenheit von Schistomyceten wird nachgewiesen werden können“. Unglücklicherweise erweisen sich nach Huppert diese in der Hausenblasengallerte erzeugten Krystalle nicht mit denen der Leukämie identisch; denn letztere färben sich mit Jod, Salpetersäure und Ammoniak gelb, die anderen aber nicht. — Dies ist eine Veränderung, welche Sie an dem Medium der Hausenblasengallerte ermitteln konnten. Die gleichzeitige andere besteht darin, dass unter der Bildung der Krystalle die Schistomyceten in der Gallerte zu Grunde gehen und diese dann bei Thieren sich unwirksam erweist. P. 116 desselben Bandes ergiebt sich die „wichtige Thatsache“, dass das Mikrosporon septicum, wenn es mit genügenden Luftmengen in Hausenblasengallerte cultivirt wird, keineswegs untergeht, sondern „auf Kosten des Ernährungsmaterials Gas erzeugt“ (ausser Ammoniak auch Kohlensäure, „vielleicht sogar Kohlenwasserstoffe“). Mit der Folgerung, dass „seiner Entwicklung in sauerstoffarmen Gewebsflüssigkeiten keine Hindernisse im Wege stehen", beschliessen Sie diese Erhebungen über die Veränderungen, welche Mikrosporon septicum im ektanthropen Medium hervorruft; denn p. 117 handelt bereits wieder von den verschiedenen Entwicklungsformen des „Diphtheriepilzes in Glaskammern". Ich muss gestehen, dass diese Untersuchungen der Veränderungen der von Ihnen bevorzugten Medien mir einen sehr geringen Begriff von dem Grade der Wechselbeziehungen gegeben haben.

Gehen wir nun zu den weiteren Ermittlungen, welche Sie über dieses wichtige Thema der Mikroparasitenfrage anstellten, über, so bedaure ich, dass die Art und Weise derselben der dritte und zwar diesmal ganz principielle Punkt ist, in dessen Auffassung ich mich der Ihrigen diametral entgegenstellen muss. Schon dass Sie diese Bestrebungen „Synthese der Krankheit" benennen, kommt mir ganz ominös vor; ich habe mich auf Seite 101 des Textes nicht enthalten dürfen, auf den grellen und absolut unheilbaren Widerspruch hinzuweisen, in welchen Ihr Gedankengang hier mit dem logisch allein statthaften Gedankengange der inductiven Forschungsmethode geräth.

Und jetzt zu zeigen, zu welchen Consequenzen diese Befangenheit und Unklarheit führt, darzulegen, dass die letzte und einzige Stütze all' Ihrer Schlussfolgerungen, Ihre „Synthese der Krankheit" auf ganz unbegreiflichen Einbildungen über den Verlauf von Krankheiten beruht, fühle ich mich einerseits verpflichtet, weil durch die Sicherheit, mit der diese „Synthesen" in die Welt geschickt wurden, viele vertrauensvolle Mediciner getäuscht worden sind, — und andererseits berechtigt, weil ich ungleich mehr Kranke und eine ganze Reihe von Krankheiten mehr beobachtet habe, als Sie. —

Es scheint mir zwecklos und unerfüllbar, alle Ihre „durch Synthese erreichten Krankheiten" ausführlich klinisch zu kritisiren. Speciell glaube ich sehr kurz sein zu sollen denjenigen Ihrer Infectionskrankheiten gegenüber, bei welchen die sogenannte Synthese sich ganz klar als Construction oder Erfindung klinisch noch niemals beobachteter Phantasiebilder ausweist.

Solche Synthesen machen Sie zunächst nämlich einfach aus Leichenbefunden. Sie gehen so weit, auf Grund der im Prager pathologisch-anatomischen Institut gemachten Sectionen an mehreren Stellen des im Archiv für experimentelle Pathologie Bd. IV erschienenen „Beitrages zur Kenntniss der pathogenen Schistomyceten" den Klinikern die neuen Krankheitsbilder abzuverlangen (z. B. p. 426). Dieser Gedanke nimmt seinen Ausgangspunkt von den verschiedenen Monadinen, wie sie in verschiedenen Leichentheilen und Leichenflüssigkeiten gefunden werden. An die Möglichkeit, hier einen Leichenbefund — zurückzuführen auf postmortale Einwanderung — vor sich zu haben (Seite 43—45 des Textes) denken Sie so wenig, dass Sie (l. c. p. 420) „die Lunge nach dem Herausheben aus der Leiche aussen mit Kali hypermanganicum-Lösung abwaschen lassen und" — um ja keine Bakterien von Aussen hineinzubringen, — „mit einem frisch geglühten Messer den hepatisirten Lappen durchtrennen" (!) — Nach einer Tabelle auf Seite 417 wurde die Hirnventrikelflüssigkeit einer Reihe von verschiedenen Krankheiten Erlegenen auf „Mikrokokken, Bakterien und Monaden" untersucht und positive Ergebnisse gefunden bei: 7 Tuberculösen, 12 Sepsiskranken (darunter fällt alles Mögliche, z. B. auch eine Strictur des Rectum mit Peritonitis, eine Nephritis mit Hydrops und Gangrän der Haut); ferner finden sich Mikroorganismen in der Hirnventrikelflüssigkeit von 4 Pneumonien, — bei einer fünften dann wieder nicht; weiter bei 4 „Vitium cordis", 1 Hepatitis interstitialis, 1 Encephalitis neonatorum. Sie nennen in Ihrer

Bemerkung hierzu „das Ergebniss so übersichtlich und schlagend, als nur irgend zu hoffen stand, eine, wie mir scheint, vollständige Bestätigung der parasitären Theorie der Infectionskrankheiten“; — das letzte Wort müsste heissen der „Leichen“. Ihr eigener Untersuchungsgang hätte Sie hiervon überzeugen müssen, resp. davon, dass Billroth Recht hatte, als er solche Obductionsbefunde auf die relative Ubiquität der Leichenparasiten innerhalb des Cadavers bezog. Denn bei einer früheren gleichartigen Untersuchungsreihe hatten Sie unter 14 Leichen noch 9 bakterienfreie gefunden (l. c. p. 415), in der mitgetheilten „haben sich die freien Fälle“, wie Sie selbst wörtlich sagen, „bedeutend gemindert.“ Anstatt nun eine dritte Reihe durchzusehen und sich davon zu überzeugen, dass keine einzige Leiche „bakterienfrei“ ist, sehen Sie jene ungleichen Resultate als auf einer „Veränderung“ beruhend an, „die vollkommen dem Krankheitscharakter parallel geht, indem pneumonische und septische Processe bedeutend zugenommen haben, und auch die Tuberculösen in der zweiten Periode eine grössere Sterblichkeit zeigten.“ So wörtlich zu lesen auf p. 419 Bd. IV Ihres Archivs. — Weiterhin erschaffen Sie nun — ebenfalls auf Grund von Monadinenbefunden in der Leiche — folgende neue Infectionskrankheiten: Combination von Herz-, Nieren- und Lungenentzündung (weil beobachtet an 8 Leichen im Prager pathologisch-anatomischen Institut); — Combination von Herz- und Lungenentzündung (4 Leichen); — Combination von Herz- und Nierenentzündung (5 Leichen); — Combination von Nieren- und Lungenentzündung (2 Leichen). Als klinische Illustration und Erfahrungsbasis für diese „Infectionskrankheiten“ figurirt ein Fall von Bartels: „Bei einem Offizier beobachtete ich einmal das Auftreten einer acuten Nephritis im Verlauf einer genuinen Pneumonie. Die Nierenerkrankung führte zu allgemeiner Wassersucht höheren Grades. Nach Verlauf von zwei Monaten völlige und dauernde Genesung.“ (Bd. IV, p. 444.) — Das ist die bisherige klinische Grundlage der aus dem Befunde der Monadinen construirten Krankheitsbilder. — Der (vierte) Band Ihres Archivs, in welchem diese Entdeckungen überliefert sind, war mit dem 10. December 1875 ausgegeben. Wo sind die von Ihnen so dringend geforderten klinischen und pathologisch-anatomischen Seitenstücke zu diesen „Combinationskrankheiten“, zu deren Sammlung doch innerhalb der vier Jahre Zeit genug gelassen war? —

Die radicale Umwälzung, welche Sie für „ganze grosse Capitel der Pathologie“ mit so grosser Sicherheit in nächste Aussicht stellten, ist also durch diese Hebel nicht zu bewirken gewesen. Vielleicht war sie mehr die Aufgabe jener zweiten Gruppe Ihrer neuen Krankheiten, welche auf den Fund charakteristischer Parasiten am Lebenden gegründet wurden. Ohne den schöpferischen Gedanken: „Wo Spaltpilze gefunden werden, muss eine Infectionskrankheit vorliegen,“ — wären diese Uebel weder zur Kenntniss der Parasiteninhaber noch zum medicinischen Bewusstsein gelangt. Unter der unbegrenzten Menge der mittelst dieses Ideenganges auffindbaren Parasitenleiden haben sich die „Mundmycosen“ Ihrer besonderen Aufmerksamkeit zu erfreuen gehabt, Bd. V, p. 350 ff. des Arch. f. exp. Path. — Doch vermisse ich auch unter den an dieser Stelle publicirten Beobachtungen jeden Hergang, der im Entferntesten an eine Infectionskrankheit oder auch nur an eine Heranbildung der gefundenen Parasiten zu Krankheitserregern erinnerte. Die auf Seite 56 unseres Textes gegebene Recapitulation dieser „Mykosen“ entspricht vollkommen ihrer Harmlosigkeit, die so gross ist, dass man beim Durchlesen dieses „Beitrages zur Kenntniss der pathogenen Schistomyceten“ höchstens an ein Mundwasser oder den Rath eines Zahnarztes denkt. Es wirkt geradezu verblüffend, wenn noch nicht zwei Seiten hinter den „Leptothrixwucherungen an der Oberfläche der Zähne“ in jenem Beitrage von den „heftigsten Epidemien der Infectionskrankheiten“ gesprochen wird; es erscheint mit anderen Worten unbegreiflich, wie einem denkenden Forscher nicht wenigstens bei derartigen Gelegenheiten etwas von den verschiedenen Graden der gegenseitigen Beziehungen von Parasit und Medium zum Bewusstsein kam. —

Als im engeren Sinne durch Synthese erhaltene Krankheiten werden Sie nun, wie nicht zu bezweifeln ist, jene umfangreichste Gruppe Ihrer Versuche bezeichnet wissen wollen, welche die durch Mikrosporinen und Monadinen angesteckten Versuchsthiere umfasst. Der Charakterisirung dieser Infectionskrankheiten per Synthesin muss also eine eingehendere Betrachtung gewidmet werden, welche an die in Bd. IV, p. 238 ff. publicirten bezüglichen Versuchsreihen anzuknüpfen ist. — Einem an Diphtheria laryngo-pharyngea primaria verstorbenen Kinde wurden feinste Schnitte der Hirnrinde entnommen, aus diesen in verschiedenen Culturapparaten „Dauersporen“ entwickelt und die den Culturapparaten entnommene Flüssigkeit zwei Tauben in die vordere Augenkammer eingespritzt. Bei Taube B wurde nicht filtrirte Flüssigkeit angewandt, bei Taube A dagegen die ersten abfliessenden Tropfen, welche durch eine „zollhohe Schicht feinstgeriebenen Glaspulvers hindurchgingen.“ B nun (welcher also die nichtfiltrirte Flüssigkeit in die Augen gespritzt wurde) bekam Panophthalmitis, 41,7° Temperaturerhöhung, blieb aber 13 Tage am Leben. „Die mikroskopische Untersuchung des Blutes“, heisst es l. c. p. 239 weiter, „zeigte dasselbe frei von Organismen.“ A dagegen, die mit der filtrirten Flüssigkeit inficirte Taube, „wurde am folgenden Morgen in ihrem

Käfig todt gefunden", zeigte einen dem vorigen ähnlichen Augenbefund und im Blute und den Augenflüssigkeiten eine grosse Menge kleiner beweglicher Körperchen. In einer Fussnote hierzu sagen Sie: „Ich vermuthe, dass die beiden Thiere beim Einsetzen in ihre Behälter verwechselt wurden; indess zeigt der Versuch, auch wenn dieses nicht der Fall gewesen sein sollte" (!) „die hochvirulente Beschaffenheit der Flüssigkeit." Was zeigte also der Versuch und was war zu beweisen? — Weitere Beispiele ähnlicher „Synthesen" (l. c. p. 241): Von der Flüssigkeit eines Culturapparates V, welcher mit dem Inhalt einer aus dem Jahre 1872 herstammenden Dauersporen enthaltenden Glaskammer (6) beschickt worden war*), erhält ein Pinscher 5 Ccm. in eine Beinvene, ein starker Schäferhund ebensoviel in die Bauchhöhle injicirt. „Die Flüssigkeit ist trübe, von alkalischer Reaction und enthält zahlreiche schwachbewegliche Körperchen, eben erkennbar, selten sind dieselben zu Ketten und Häufchen vereinigt." Der Pinscher stirbt zwischen der 8. und 20. Stunde post injectionem. Von Erscheinungen, die an ihm während dieser Zeit aufgetreten wären, ist nichts erwähnt. Er zeigt eine breiartige Beschaffenheit des Blutes, „nach Zusatz von destillirtem Wasser treten die Blutkörperchen wieder hervor, indem die (Hämoglobin)-Crystalle sich auflösen, und nun werden sehr zahlreiche, lebhaft bewegliche, oft zu zweien vereinigte Körperchen sichtbar, welche bei 650facher Vergrösserung eine geringe Verlängerung in einer Axe und schwache Krümmung nach einer Längsseite erkennen lassen." (Die in der Impfflüssigkeit ermittelten Organismen waren ganz andere). „Der zweite Hund, welcher 5 Ccm. derselben Flüssigkeit in

*) Es ist oft sehr zeitraubend bei der von Ihnen gewählten Darstellungsweise die Reihen der Culturapparate und Glaskammern zu verfolgen.

die Bauchhöhle eingespritzt erhielt, blieb am Leben (nach Ihrer Angabe weil die Injectionsflüssigkeit in der Bauchhöhle keine geeigneten Bedingungen vorfand, ja, sie schwäche sogar — im Sinne der Vaccination spätere directe Impfungen in die Blutbahn ab!) — und erhielt noch 3 mal Injectionen in die Bauchhöhle und noch 2 mal in eine Vene; er lebte aber hiernach und auch nach tiefen infectiösen Scarificationen der Cornea, — kurz er lebte nach 38 Tagen Versuchsdauer immer noch. „Ich schliesse aus diesen Versuchen", sagen Sie p. 246, „dass das Microsporon diphtheriticum in demjenigen Entwicklungsstadium, in welchem dasselbe aus kleinen desaggregirten Körperchen mit schwacher Beweglichkeit besteht, ein ausserordentlich intensives Gift producirt, dessen Wirksamkeit aber durch die leichte Ausscheidung (resp. Zerstörung) der Mikrokokken sowie durch die Gewöhnung resp. ein hochgesteigertes Regulationsvermögen des inficirten Organismus begränzt wird." Alles ohne Discussion genehmigt, — aber wo bleibt das Krankheitsbild der Diphtherie, wo bleibt die „Synthese?"

Nothgedrungen sehen wir auch noch die Erzeugung der „monadistischen" Affectionen durch. Mit dem Bronchieninhalt von Pneumonikern stellt auf Ihre Veranlassung im Prager pathologisch-anatomischen Institut Herr Lubinski Versuche an, in Kaninchen Pneumonien zu erzeugen, — nein doch, — er vollführt vielmehr Corneaimpfungen an Kaninchen mit diesem Material (Bd. IV, p. 457). Die ersten dieser Experimente ergaben „nur leichte Trübungen ringsum die oberflächlichen Impfstellen, welche in wenigen Tagen verschwanden". — Ein grosses weisses Kaninchen erhält Bronchialinhalt „von einem Pneumoniker" in die rechte vordere Augenkammer und „durch die rechte Thoraxwandung mit tiefem Eingehen der Canüle." Nach 13 Tagen stirbt das Thier und zeigt als

Sectionsbefund: Zerstörung der rechten Cornea bis auf einen $1^1/_2$ Mm. breiten Saum, die vordere Augenkammer mit Eiter erfüllt, in welchem „vereinzelte Schistomyceten“ gefunden werden. „Die Lungen sind gross, collabiren wenig und fühlen sich stellenweise in grossem Umfang sehr derb an. Diese Parthien erscheinen an der Oberfläche blassbraunroth, die Schnittfläche stellenweise blutreich, stellenweise blutarm, körnig, hier und da leicht gelblich gefärbt. Die zuführenden Arterien sind an manchen Stellen mit makroskopisch sichtbaren Thromben erfüllt, die z. Th. noch frisch roth aussehen. Die lufthaltigen Theile der Lungen sind blutreich und ödematös, die Bronchen mit schleimigem Secret erfüllt“ (l. c. p. 458). Die mikroskopische Untersuchung ergab „Monaden“ im Herzfleisch, in den Lungen und in den Nieren und zwar eine grosse Menge stäbchen- und kugelförmiger Gebilde, die oft in grossen und dichten Haufen zusammenliegen.“ Leider kann ich mit diesen öden Wiederholungen weder Sie noch unsere Mitleser verschonen, — wie gern aber theilte ich nun auch zur Belohnung das Protocoll dieser Krankheit mit, die durch den „Bronchialschleim eines Pneumonikers“ hervorgerufen wurde; wir sind sogar gespannt auf diese Krankengeschichte. — Nichts, buchstäblich Nichts; in den 13 Tagen ist ausser dem Befunde an dem vereiternden Auge kein Wort über die hier durch Synthese erreichte Krankheit notirt. — Wer es nicht gelesen hat glaubt es nicht. Daher dürfen wir auf die Gefahr, im höchsten Grade langweilig zu werden, noch nicht abbrechen und fahren in dieser Anthologie von Krankheitssynthesen fort. Von der Flüssigkeit aus der vorderen Augenkammer jenes ersten Kaninchens wird eine Pravaz'sche Spritze voll entnommen und ein zweites Kaninchen damit mit der „Spitze des Lanzenmessers“ durch vier Stiche auf jede Cornea geimpft. Am rechten Auge entstehen weissliche, sich bald wieder verkleinernde Trübungen, am linken breiten sich die Trübungen in der Cornea aus; auch weisse Massen finden sich in der vorderen Augenkammer. „Rechts heilen alle Verletzungsstellen.“ Das Thier bleibt im übrigen vollkommen gesund, wird am sechsten Tage „durch Abschneiden des Kopfes getödtet“ und zeigt in den Lungen „stellenweise kleine Ecchymosen (aspirirtes Blut)“. — Wie sollen wir nun diese Krankheit nennen, deren Synthese hier durch das Derivat des „Bronchialschleims eines Pneumonikers“, erreicht wurde? — Ein drittes, ganz wie das zweite von dem ersten in die Cornea geimpftes Thier „zeigt ganz ähnliche Erscheinungen, nur ist die Conjunctivitis etwas stärker“, und nur ist dies Thier am dritten Versuchstage todt. Im Humor aqueus zeigten sich kleine Stäbchen und mehr rundliche sich lebhaft bewegende Parasiten, in geringer Menge. In der Cornea an Flächenschnitten durch die trüben Stellen waren überall in der Umgebung der Wunden die Hornhautkanäle erweitert und erfüllt mit kleinen rundlichen Gebilden.“ Von den Lungen wird garnicht mehr gesprochen. Wie hiess, so fragen wir wieder, die Krankheit, deren Synthesis hier so gründlich erreicht wurde, dass das Thier daran starb? — Pneumonie? oder traumatische Keratitis? — „Ueber einen 4. Versuch, den Herr Dr. Lubinski anstellte“ so schliesst der thatsächliche Bericht über diese synthetische Versuchsreihe „liegen keine Notizen vor, doch waren die Veränderungen auf die Cornea beschränkt“ (p. 462). — Eine darauf folgende „Synthese“ enthalte ich unseren Mitlesern nur deswegen vor, weil Sie selbst in der Epikrise sagen: „Die Resultate dieses Versuches sind mehrdeutig, indem der nähere Zusammenhang zwischen der Augenaffection und der Pneumonie in Folge der vorhandenen Tonsillenaffection nicht bestimmt nachgewiesen werden kann.“ Dagegen empfehle ich Jedermann das Nachlesen über die Krankheitssynthese auf p. 465, von der es schliesslich heisst: „Wir haben demnach in diesem Fall ein durchaus uncomplicirtes Beispiel einer monadistischen Pneumonie, Pericarditis und Myocarditis, welche nach Injection von Bronchialsecret zweier Fälle von Nephritis interstitialis in die vorderen Augenkammern entstanden war. In diesem wie in einem früheren Falle traten heftige Conjunctivalblutungen ein und nähern sich dieselben den von mir als gleichfalls mykotischer Natur nachgewiesenen Formen der Haemophilia acquisita neonatorum.“ Ich scheue mich nicht zu gestehen, dass ich mir unter einem „durchaus uncomplicirten Beispiel“ einer per synthesin hergestellten Infectionskrankheit etwas absolut anderes denke und weiss nicht, ob man irgend einen Mediciner — soweit er Kranke in seinem Leben gesehen hat —, der mit diesen „Infectionskrankheiten“ Fühlung hat, beneiden oder bedauern soll. —

Jam satis superque. Wer wissen will, wie man Infectionskrankheiten an Thieren erzielen kann, der lese R. Koch's Untersuchungen über die Aetiologie der Wundinfectionskrankheiten, die — ohne dass damit ältere gute pathologische Experimente in den Schatten gestellt werden sollen — nun doch einmal das Neueste und für die Mikroorganismenfrage Positivste enthalten, was bisher durch pathologische Experimente erreicht wurde.

Auch auf Sie, hochgeehrter Herr Professor, sind diese Arbeiten nicht ohne Einfluss geblieben. Ich finde, wenn Sie mir diese Bemerkung gestatten wollen, dass einige Ihrer neuesten Versuchsreihen mit viel besseren Cautelen und mit Weglassung des Ballastes der früheren Ueberflüssigkeiten angestellt sind. Auch zeigen dieselben den Ansatz des Bestrebens, klinische Untersuchungen mit zum Beweise Ihrer Behauptungen heranzuziehen, — wobei ich besonders Ihre Mittheilungen über den „Bacillus Malariae“ im Auge habe, — ohne mir allerdings über den bleibenden Werth derselben ein Urtheil zuzutrauen. Auch Ihr bei den Prager Universitätsbehörden durchgedrungener Wunsch, selbst eine klinische Abtheilung zu haben und auf dieser Kranke zu sehen, beweist, dass Sie die Nothwendigkeit klinischer Ermittlungen nicht mehr absolut und definitiv von der Hand weisen.

Indess scheint mir hiermit nicht genug geschehen. Es würde von den segensreichsten Folgen sein, wenn Sie selbst zur Aufräumung der colossalen Schuttmasse, welche durch Ihre „Beiträge zur Kenntniss der pathogenen Schistomyceten“ über die ganze Frage hingeworfen worden ist, die Hand böten, wenn Sie besonders auch jene übereilten Aeusserungen, welche Sie auf der Kassler Naturforscherversammlung thaten, widerriefen. Leider glaube ich, dass weder diese Bitte, noch die so beachtenswerthen Erwägungen, welche Virchow grade jetzt im 79. Bande seines Archivs Ihnen unterbreitet, diese unmittelbare Wirkung haben werden. Aber ganz ernste Mahnungen zu einem gleichen Entschluss erheben sich aus dem Lager — nein, sage ich nicht Ihrer Freunde — Ihrer wahrheitsscheuen und kritiklosen Nachbeter. Auf jener 51. Naturforscherversammlung stand ein Mann auf, dessen Namen besser verschwiegen bleibt, und sagte: er habe Kielwasser (Bilschwasser) von verschiedenen Schiffen untersucht, darin u. A. auch spirochätenförmige Mikroorganismen gefunden; da nun das Gelbfieber Aehnlichkeit mit Recurrens habe, glaube er, dass diese Spirochäte wohl der Mikroparasit des Gelbfiebers sein könnte. — Mit Spannung lauschte ich, was Sie auf so etwas wohl erwidern würden. Sie aber meinten, „dass die Gelbfieberkranken von den Schiffen aus die besprochenen Bakterienformen gezeigt hätten, sei noch keineswegs sicher constatirt“ und ergänzten die Ansicht des Vorredners über — Zahncaries.

— Ende vorigen Jahres erfolgten die wahrhaft scandalösen Veröffentlichungen über die Heilungen von „Phthisis im höchsten Stadium“ durch Inhalationen von Natr. benzoïcum. Statt sich von jeder Gemeinschaft mit solchem Treiben ernstlich loszusagen, ziehen Sie die Angelegenheit ins Ungewisse — nur weil Sie sich selbst einmal für das Natr. benzoïcum als Antisepticum engagirt haben. — Das widerliche Geschrei dieser falschen Freunde wird aber immer zudringlicher. Ein hier in Berlin erscheinendes kleines medicinisches Wochenblatt schwingt sich bereits zu folgender Leistung auf: „der Einfluss der Schule war zu mächtig, und die deutsche Medicin ist seit Alters gewohnt in scholastischen Fesseln einzuschreiten. Dazu kam, dass die meisten internen Kliniker mehr pathologische Anatomen als Therapeuten waren. — Die Andersdenkenden wagten nicht gegen den Strom zu schwimmen. Klebs' berühmte Rede auf der Naturforscherversammlung in Kassel versetzte mit einem Schlage der „Cellularpathologie“ den Todesstoss. Unbeweint und unbetrauert ging sie zu ihren Vorgängern, den einst auch mächtigen Systemen. Die Schüler pflegen sonst meistens ihren Lehrer zu übertrumpfen und damit zu karikiren. Zum ersten Mal erlebten wir hier das Schauspiel, wie ein Schüler seinen Meister matt machte. Klebs errang einen vollständigen Sieg und setzte die Aetiologie, welche durch den Einfluss der pathologischen Anatomie aus den Lehrbüchern der allgemeinen Pathologie verschwunden war, wieder in ihre Rechte ein“. — Solchen Geschmacklosigkeiten gegenüber ist Ekel allein nicht mehr das richtige Gefühl. Dergleichen regt wohl am mächtigsten jeden grossdenkenden und wahrheitliebenden Mann zu einer generellen Revision seiner Leistungen und eventuell zu einem theilweisen Bruch mit seiner literarischen Vergangenheit an.

Doch endigt hier meine Aufgabe. Nicht Rath ertheilen

durfte und wollte ich, sondern nur die drohenden Zeichen des Bankerutts sammeln und meine Ansicht darüber sagen. Allerdings glaube ich, dass von Ihrer bedingungsweisen Annäherung an die letztere das Maass des Vertrauens abhängen wird, welches das medicinische Publicum Ihrer zukünftigen activen Betheiligung an der Mikroparasitenfrage entgegenbringen kann.

In jedem Falle genehmigen Sie die Versicherung der vorzüglichen Hochachtung

des Verfassers.

Anmerkungen.

[„Naegeli“ ist Abkürzung für: C. v. Naegeli, Die niederen Pilze in ihren Beziehungen zu den Infectionskrankheiten und der Gesundheitspflege. München, Oldenbourg 1877. — „Cohn's Beitr.“ steht für: Beiträge zur Biologie der Pflanzen, herausgegeben von Ferdinand Cohn. Breslau, Max Müller. — „Koch“ steht für: Untersuchungen über die Aetiologie der Wundinfectionskrankheiten von Dr. Robert Koch. Leipzig, Vogel 1879. — „V. A.“ steht für: Archiv für Pathologische Anatomie und Physiologie und für klinische Medicin, herausgegeben von Rudolf Virchow. Berlin, Reimer. — „Arch. f. e. P.“ steht für: Archiv für experimentelle Pathologie und Pharmakologie, herausgegeben von Klebs, Naunyn und Schmiedeberg. Leipzig, Vogel. — „Buchner“ steht für: Die Naegeli'sche Theorie der Infectionskrankheiten in ihren Beziehungen zur medicinischen Erfahrung von Dr. Hans Buchner. Leipzig, Engelmann 1877. — „Eidam“ steht für: Der gegenwärtige Standpunkt der Mykologie mit Rücksicht auf die Lehre von den Infectionskrankheiten von Dr. E. Eidam. Berlin, Oliven II. Aufl. 1872. — „Cbl.“ steht für: Centralblatt für die medicinischen Wissenschaften, herausgegeben von J. Rosenthal und H. Senator. Berlin, Hirschwald.]

Zu **Abschnitt I, 1.** S. 2. Die Mehrzahl der Controversen über die eigentlichen Ursachen der Eiweissfäulniss findet man sehr erschöpfend dargestellt in „Lehre von der Fäulniss von A. Hiller (Berlin, Hirschwald 1879)“, der, früher für eine Erkenntniss der Mikroorganismenwirkungen unzugänglich, sie jetzt unter allerlei langathmigen Vorbehalten für die Gährung und die „vollständige stinkende“ Fäulniss eingesteht, — womit allerdings im Uebrigen auch nichts weiter gewonnen ist; — Angaben über den Bacillus tremulus nach eigener Beobachtung im pflanzenphysiologischen Institut zu Breslau. — S. 5. Vielfach wiederholte Versuche. — S. 6. Versuche über Mircococcus prod. s. in Cohn's Beitr. III, p. 105—123. — S. 8. Samuel's Versuche über verzögerte Fäulnissvorgänge A. f. e. P. I. Bd. p. 317; — Ablösung verschiedener Pilzgruppen in Naegeli p. 31. —

Zu **Abschnitt I, 2.** S. 11. Naegeli's Darlegungen über die Bewegungen kleinster Körperchen in den Sitzungsberichten der Bair. Akad. d. Wissensch. 1879 p. 389—453; — Koch's Abhandlung „Zur Untersuchung, Conservirung und Photographie der Bakterien in Cohn's Beitr. II. Bd. p. 399—434. — S. 13. Cohn's Eintheilung in seinen Beitr. I. Bd. p. 127 und II. Bd. p. 341. — S. 14. Naegeli p. 21; — De Bary im Ref. über Hallier's Entdeckungen im Jahresbericht über die Fortschritte der Med. 1867. II. 240. Vgl. auch Naegeli p. 16; — Versuche mit Heubacillus in Cohn's Beitr. II. Bd. p. 249; — über Milzbrandbacillus (von Koch) ebenda p. 277. — S. 15—16. Eigene Beobachtungen im pflanzenphys. Institut zu Breslau. — S. 16. Fitz' Experimente, Berichte der deutschen chemischen Gesellschaft, Berlin. X. Bd. p. 276, XI. Bd. p. 42. — S. 20. Veränderungen des Consistenzgrades in Naegeli p. 9; — Hinsichtlich der Eigentemperatur finde ich — mit freundlicher Unterstützung von Prof. Salkowski — nachträglich in „Hoppe-Seyler's medicinisch-chemischen Untersuchungen, Berlin, Hirschwald 1868“ Heft IV, p. 574 eine höchst lehrreiche und durchaus übereinstimmende Bemerkung, der jedoch auch nur gelegentliche (obgleich wohl unanfechtbare) Beobachtungen über diesen Punkt zu Grunde liegen. — S. 22. Brieger's erste Mittheilung in den Berichten der Deutschen chemischen Gesellschaft, Berlin. X. Bd. p. 1027; — E. und H. Salkowski, Weitere Beiträge zur Kenntniss der Zersetzungsproducte des Eiweiss. Berichte der Deutschen chemischen Gesellschaft XII. Bd. p. 107 und ebenda p. 648; — Baumann's erste Mittheilung in Zeitschr. f. phys. Chemie I. Bd. p. 60. — Dazu Habilitationsschrift von Weyl, Erlangen 1879. Vgl. auch Cbl. 1878 Nr. 31, 34 und 42. — S. 23. Lex, Ueber Fermentwirkungen der Bakterien, Cbl. 1872, p. 291 und 305 sowie Neuer Beitrag zu den Fermentwirkungen der Bakterien, ebenda p. 513; — Bucholtz, Ein Beitrag zur Kenntniss der Ernährungsverhältnisse der Bakterien Arch. f. e. P. VII, p. 81. — S. 24. Sterilisirung der Heuinfuse selbst beobachtet im Breslauer Institut; — Versuche über die antiseptische Wirkung von aromatischen Fäulnissproducten zuerst angeregt in E. Salkowski's Mitth. über Wirkungen der Salicyl- und Benzoësäure Berl. Klin. Woch. 1875 No. 22; näher ausgeführt in des Verfassers „Die aromatischen Fäulnissproducte in ihrer Einwirkung auf Spalt- und Sprosspilze.“ V. A. 78. Bd. Heft 1 p. 51.

Zu **Abschnitt I, 3.** S. 25. Naegeli p. 22—23. — Hoffmann's (hauptsächlich gegen Hallier und Karsten gerichtete) Ausführungen in Bot. Ztg. 1869 Nr. 15—20, 1863, p. 306. Vgl. Eidam p. 189—191. — S. 26. Billroth, Untersuchungen über die Vegetationsformen von Coccobacteria septica und den Antheil, welchen sie an der Entstehung und Verbreitung der accidentellen Wundkrankheiten haben. Berlin, Reimer 1874. — S. 26. Vgl. E. Fremy, Sur la génération des ferments, Paris

1875, sowie Adolf Mayer, Lehrbuch der Gährungschemie, Heidelberg 1874; — Bergmann, Zur Lehre von der putriden Infection. D. Zeitschr. f. Chir. I. Bd. p. 373; — M. Wolff, Cbl. 1873 p. 116, p. 498—499; — Cohn's mineralische Pflanzennährlösung besteht aus: Saurem phosphors. Kali — schwefels. Magnesia āā 1 gr. — neutr. weins. Ammoniak 2 gr. — Chlorkalium 0,1. — Aq. dest. 200 gr. — S. 27. Zu den Säurebedürfnissen der Bakterien vgl. Bucholtz' oben citirte Arbeit und die Bemerkungen dazu von Salkowski in dem betr. Ref. des Cbl. 1877 p. 796. — Versuche von Miflet in Cohn's Beitr. III. Bd. p. 124 ff. — S. 28. In der Hand der Anhänger einer Abiogenesis wird stets die unbestreitbare Thatsache, dass nur durch sehr gewaltsame (meistens Hitze-) Einwirkungen organische Flüssigkeiten von den darin vermutheten „Keimen" zu befreien sind, eine starke Waffe bleiben. Denn wer oder welches Experiment soll bei dem gegenwärtigen Stande unserer Kenntnisse darüber entscheiden, ob eine so gewaltsame Sterilisirungsmethode nicht mindestens in ganz gleichem Grade die Fähigkeit Organismen wirklich zu erzeugen beeinträchtigt, wie sie die vermuthlichen Keime zerstört, ob nicht vielleicht sogar jene abiogenetische Kraft viel früher und in viel höherem Grade durch das starke und lange Kochen etc. leiden muss? — Naegeli's Bedenken gegen die Beimengungen fremder Stoffe stehen Naegeli p. 29. — Dessen Ausführungen über den Sauerstoff p. 28. — S. 30. Nencki's Ventilationsexperimente im Journal für praktische Chemie 1879.

Mechanische Erschütterung als Schädlichkeit nach eigenen Beobachtungen. — S. 31. Naegeli's Beobachtungen über die Einwirkungen der Aussentemperaturen in Naegeli p. 30; — Eidam s. Cohn's Beitr. I. Bd. p. 208. — M. Wolff's Temperaturversuche scheinen ausführlich noch nicht veröffentlicht zu sein, vgl. Bemerkungen in der Discussion der Berl. med. Gesellschaft vom 10. Decbr. 1879 in Berl. klin. Wochenschr. 1880 Nr. 4; — Naegeli's Bemerkungen über die Tödtung unbenetzter Bakterien in Naegeli p. 201—202. — S. 32. Eigene Beobachtungen über Einwirkungen der Temperatur auf Microc. prodig. Cohn's Beitr. III. Bd. p. 116—117; — Wirkungen der Elektricität auf Bakterien von F. Cohn und Mendelssohn in Cohn's Beitr. III. Bd. Heft 1. — S. 35—36. Eigene Beobachtungen im Breslauer pflanzenphys. Institut. — S. 36. Naegeli's Bemerkungen über die zur Ansteckung erforderliche Zahl von Mikroorganismen in Naegeli p. 32 und 122—123, vgl. auch Buchner, p. 51—52. — Koch's Anschauungen über die Steigerung der Wirkung durch Reinheit der Formen s. Koch p. 78—79. —

Zu **Abschnitt II, 4.** S. 43. Béchamp's sehr zahlreiche Mittheilungen über Mikrozymenbildung in den Compt. rend. de l'Acad. française seit etwa Mitte der 60er Jahre; — Billroth's Exp. in dessen Monographie. — Tiegel that die zu untersuchenden Organe in sehr dünnwandige, unten eben zugeschmolzene Glasröhren, die er dann sofort dicht darüber abschmolz. V. A. LX. Bd. 467. — Lewis' Versuche in einer in Calcutta 1879 eschienenen besonderen Monographie. — S. 46. Rindfleisch, Lehrbuch der pathologischen Gewebelehre p. 204. — v. Recklinghausen, Verhandl. d. Würzburger phys.-med. Ges. vom 10. Juni 1871 (nach Schmidt's Jahrb. Bd. 155, Heft 1). — S. 51. P. Vogt im Cbl. 1872, No. 14; — Birch-Hirschfeld, Untersuchungen über Pyaemie, Monogr. Leipzig 1873; — Kollmann und Schattenberg nach Jahresbericht über die Leistungen und Fortschritte der Medicin 1875 I p. 369; — Hueter, Veränd. der Blutkörperchen. Cbl. 1876. 508; — Orth, Arch. f. e. Path. I p. 81; — Nepveu nach Jahresbericht 1872, I p. 254. — v. Recklinghausen und Lukomsky, V. A. LX. Bd. p. 418; — Billroth und Ehrlich, Arch. f. klin. Chirurgie XX. Bd. S. 418. — S. 52. Chauveau's Experimente Compt. rend. de l'Acad. franç. 76. Bd. No. 17. Vgl. Buchner p. 37. — S. 55. Breslau's Angaben nach Landois' Lehrbuch der Physiologie I, p. 330; — Senator nach Mittheilungen auf der 52. Naturforscherversammlung in Baden-Baden, phys. Section am 22. Septbr. 1879. — S. 56. Klebs' Mundmykosen im Arch. f. e. P. V. Bd. p. 350, vgl. die Arbeit von R. Arndt im V. A. Bd. 79, 1. Heft. — S. 57. Leyden und Jaffe, V. A. LV. Bd. p. 239—241. — S. 57—58 nach eigenen Untersuchungen. — S. 58. Eberth, Bakterien im Schweiss, Cbl. 1873, p. 307.

Zu **Abschnitt II, 5.** S. 61. Buchner, p. 60. — S. 62. Naegeli's Beweise für die organisirte Wesenheit der Ansteckungsstoffe in Naegeli p. 53—56, 58—61, 126—127. — S. 63. J. Israels Fälle im V. A. Bd. 74; hier auch v. Langenbeck's Fall angeschlossen. — S. 70. Letzerich, Diphtheriepilze im V. A. XLV. Bd. p. 327, XLVI. Bd. p. 229; XLVII. Bd. p. 516. — S. 72. Die Wichtigkeit anaërobiotischer Pilzexistenzen ist besonders von Pasteur betont worden.

Zu Abschnitt II, 6. S. 75. Naegeli's Verhalten der eingedrungenen Spaltpilze in Naegeli p. 123—125; — Buchner p. 38. — S. 78. Pflüger hat speciell die Anwendung des Ausdrucks „Explosion" auf organische Zersetzungserscheinungen zurückgewiesen, s. Pflüger's Archiv XVIII. Bd. p. 247. — S. 83—85. Pettenkofer's Bemerkungen zu „Neun ätiologische und prophylaktische Sätze aus den amtlichen Berichten über die Choleraepidemien in Ostindien und Nordamerika", D. Vierteljahrsschr. f. öffentl. Gesundheitspflege, Braunschweig 1877, IX. Bd. p. 177—223; — Naegeli's Diblastische Theorie in Naegeli p. 69—76. — S. 87. Hirsch, Handbuch der historisch-geogr. Pathologie I. Bd. p. 108—110 und D. Vierteljahrsschrift f. öffentl. Gesundheitspflege IV. Bd. p. 353, sowie Pettenkofer, ebenda V. Bd. p. 375; — Beispiele enorm langer Latenz von Malariakeimen finden sich im Cbl. 1877 p. 666 (Arch. d. Heilkunde IX. Bd. p. 392, 425) und Cbl. 1873 p. 255. — S. 89. Buchner p. 65. — S. 90. Senator, Ueber einen Fall von Hydrothionaemie und über Selbstinfection durch abnorme Verdauungsvorgänge, Berl. klin. Wochenschr. 1868 p. 254. Dazu auch Betz, Memorabilien 1864 p. 146 und 1868 Lief. v. 8. Mai. — Zu den Stoffwechselverhältnissen im Darm vgl. die interessanten Untersuchungen Ewald's an einer Darmfistel, mitgetheilt in der Sitzung der Berl. med. Gesellschaft am 11. Decbr. 1878 und die dazugehörige Discussion Berl. klin. Wochenschr. 1879 p. 260. — S. 92. Die bezüglichen Abschnitte des Med. Jahresberichts (Anfang der zweiten Bände desselben) enthalten seit einer Reihe von Jahrgängen bezügliche Publikationen. Ausdrücklich beschäftigt hat sich mit den „Typhomalariakrankheiten" in letzter Zeit besonders Colin, s. ebenda 1878 II, p. 28 und dessen „Fièvre typhoïde dans l'armée". — S. 93. Naegeli's Ansichten über faulige Nahrungssubstanzen und fauliges Trinkwasser, Naegeli p. 134—135. — S. 94. Emmerich, Die Einwirkung verunreinigten Wassers auf die Gesundheit, Zeitschr. f. Biologie XIV, 563. — Flügge, Bedeutung von Trinkwasseruntersuchungen f. d. Hygiene, ebenda XIII, 425. — S. 95. Virchow, Gesammelte Abhandlungen aus dem Gebiete der öffentlichen Medicin und Seuchenlehre, Berlin, Hirschwald 1879 I. Bd. p. 280. 285. — S. 96. Milchtyphusepidemien im Med. Jahresbericht 1877, II p. 33 und 1878, II p. 23. — Typhusepidemien nach Fleischgenuss s. Walder, Ueber die Typhusepidemie von Kloten, Berl. klin. Wochenschr. 1878 No. 39. 40, sowie Huguenin, Einige Bemerkungen über die Typhusepidemie von Kloten und Umgebung, Corr.-Bl. f. Schweizer Aerzte 1878 No. 15.

Zu **Abschnitt III, 7.** S. 100. Naegeli p. 53—56, 58—61, 126—127. — S. 103. Naegeli p. 59. — S. 106. Cohnheim, Die embolischen Prozesse, Berlin 1871; — Buchner p. 47 ff. — S. 107. Naegeli p. 253—254. — S. 108. Koch p. 40—62. — S. 109. Vgl. den Artikel „Ansteckende Krankheiten" von Klebs in Eulenburg's Realencyklopädie p. 341 ff. — Was den Aussatz anlangt, so kann der Verfasser, obgleich das Thema dem Text zu fern liegt, doch an dieser Stelle nicht umhin, seine in zwei Vorträgen der Volkmann'schen Sammlung (No. 156 u. 158) ausführlich begründeten Auffassungen dieser Krankheit auch den Mikroparasitenfunden gegenüber, welche Hansen (Virchow's Archiv LXXIX. Bd. Heft 1) und Neisser (Breslauer ärztliche Zeitschr. 1879, No. 20—21) publicirt haben, aufrecht zu erhalten. Ja es scheint ihm der Mikroparasitenbefund (Stäbchen in allen Körpertheilen, auch in den Aussatzknoten noch Lebender) grade dafür zu sprechen, dass auf einen sehr tiefen Ernährungsgrad herabgesetzte, schlecht stoffwechselnde, fast nekrobiotisch gewordene Gewebe und Organe, wie sie den Körper der Aussätzigen zusammensetzen, schon während des Lebens allgemein ein Ansiedlungsort für Parasiten werden können, dass es sich beim Aussatz lediglich um ein ungehindertes Eindringen derselben in geschwächte Gewebe handelt. Schon die absolut missglückten Verimpfungsexperimente müssten auf diese Anschauung leiten, noch mehr aber, wie gelegentlich weiter ausgeführt werden soll, alle klinischen Erscheinungen. — S. 110. Carter's und Koch's Mittheilungen über Spirochaeten-Uebertragung in Deutsche med. Wochenschrift 1879. — S. 111. Billroth's zu S. 26

citirte Monographie. — S. 112 s. Recherches expérimentales sur la présence des infusoires et l'état du sang dans les maladies infectieuses par Coze et Feltz, Strassbourg 1866. — S. 113. Ueber Blutuntersuchungen dieser Art vgl. Buchner p. 17—20, Billroth l. c.; — Koch p. 30ff. und derselbe Autor in Cohn's Beitr. II. Bd. p. 402; — Riess in der Deutschen medicinischen Wochenschrift 1879, Decembernummern. — S. 114. E. Klebs und C. Tommasi-Crudeli, Untersuchungen über die Natur des Wechselfiebers und die Natur der Malaria, Arch. f. e. P. Bd. XI; — Marchiafava citirt nach Klebs' Artikel „Bacillus“ in Eulenburg's Realencyklopädie p. 699; — Naegeli p. 128—132. — S. 114—115. Ueber Mikroorganismenvermehrung durch inficirte Zeugstoffe in Nährlösungen vgl. des Verfassers „Zur Desinfectionskraft der Hitze und der schwefligen Säure“ im Cbl. 1879 No. 13.

Zu **Abschnitt III, 8.** S. 116. Cohn, Ueber Bakterien, die kleinsten lebenden Wesen. Sammlung gemeinverständlicher wissenschaftlicher Vorträge herausg. von Virchow und Holtzendorf, Berlin, Habel 1872 Heft 165. — S. 116—117. Vgl. diese Schrift p. 15. 18. 22. 24. 29. 30—32; — Buchner p. 50; es werden hier besonders auch die verdienstvollen Untersuchungen von Oertel über die Befunde bei Diphtherie (publ. zuletzt in Ziemssen's Hanb. d. spec. Path. u. Ther. II. Bd. p. 603) in Betracht gezogen. — S. 118. Vgl. diese Schrift p. 31—32; — Naegeli p. 201ff. — Berl. klin. Wochenschr. 1880 No. 4 u. 5 (Ueber Bacterientödtung). — S. 121. H. Ranke, Die Bacterienvegetationen unter dem Lister'schen Verbande. Cbl. f. Chir. 1874. 193, Naegeli p. 213 bis 214. — S. 122. Vorträge und Discussionen auf den Chirurgencongressen der Jahre 1878 und 1879.

Die Anmerkungen zum **„Schluss“** sind in den Text mit aufgenommen.

Zeitfracht Medien GmbH
Ferdinand-Jühlke-Straße 7
99095 Erfurt, Deutschland
produktsicherheit@kolibri360.de